Michel de M'Uzan
et al.

La chimère des inconscients

Presses Universitaires de France

LISTE DES AUTEURS

Jacques André
Maurizio Balsamo
Françoise Coblence
Laurence Kahn
Michel de M'Uzan
Jacques Press
Dominique Scarfone

ISBN 978-2-13-056298-6

Dépôt légal — 1re édition : 2008, janvier

6, avenue Reille, 75014 Paris

La chimère
des inconscients

PETITE BIBLIOTHÈQUE DE PSYCHANALYSE
Collection dirigée par Jacques André et Jean Laplanche

Sommaire

Présentation

L'investigation psychosomatique, écrit en collaboration avec Pierre Marty et Christian David, paraît en 1963. Le dernier ouvrage publié, *Aux confins de l'identité,* est paru en 2005. Entre les deux, *De l'art à la mort* et *La bouche de l'inconscient* sont édités en 1977 et 1994. Tels sont les jalons actuels de l'œuvre de Michel de M'Uzan, ceux qui servent de référence aux textes et aux discussions qui composent cet ouvrage.

Le premier ouvrage, celui des origines, mérite sans doute une attention particulière. Que le premier texte soit celui d'un psychanalyste psychosomaticien n'a-t-il pas valeur d'exergue pour l'ensemble de l'œuvre ? Nous parlerons « psychosomatique » au fil de nos échanges, mais une de nos interrogations sera de nous demander quelle place occupe cette question par rapport à l'ensemble de la réflexion de Michel de M'Uzan : question parmi d'autres ou thème de référence ? Première question ou question première ?

Il faut rappeler que ce texte est inséparable d'une expérience clinique, celle d'un psychanalyste psychosomaticien dans le service de gastro-entérologie de l'hôpital Bichat de 1963 à 1975. La fondation en 1972 de l'Institut de psychosomatique de Paris, l'IPSO, avec Pierre Marty, Christian David, Michel Fain, Denise Braunschweig et

Catherine Parat, marque de façon institutionnelle cette ouverture de la psychanalyse vers des domaines jusque-là peu explorés. Pour avoir moi-même bénéficié de l'enseignement de Michel de M'Uzan, je me souviens de cet enregistrement d'un entretien réalisé à Montréal, dans un cadre hospitalier, avec un patient souffrant gravement d'hypertension. L'homme ne demandait rien et était visiblement hostile à cette rencontre qui lui avait été plus ou moins imposée par son cardiologue. À la fin de l'entretien, il était mûr pour entamer une psychothérapie après avoir découvert à son absolue surprise qu'il pourrait y avoir un rapport entre son rythme sanguin potentiellement mortel et la violence silencieuse de son complexe paternel, ou fraternel... j'ai un peu oublié les derniers mots de l'histoire. J'ai, par contre, conservé le souvenir précis d'une image. L'homme était entrepreneur dans le bâtiment et la réussite de son entreprise était particulièrement dépendante des conditions météorologiques : le froid et plus encore la neige constituaient pour lui des menaces plus ou moins permanentes de faillite. C'était le cas au moment de l'entretien où il s'inquiétait pour ses chantiers immobilisés. « Rêvez-vous ? », oui, « votre dernier rêve ? »... Il neige, il neige, il neige...

La pensée opératoire ne se contente pas d'organiser, de maîtriser les journées, elle veille aussi la nuit. Elle ne parvient pas toujours à empêcher les rêves, elle annule au moins leur travail. Le rêve ne fait pas son travail, il ne transforme rien.

On sait ce que l'investigation psychosomatique doit au modèle freudien des névroses actuelles et au point de vue de la quantité ; le point de vue économique. Cette filiation est une façon de marquer la position originale de Michel de M'Uzan dans le groupe des psychanalystes français qui commencent à se faire connaître dans les années 1960. L'événement psychanalytique en France dans la période de l'après-guerre, c'est indiscutablement Lacan. Granoff, Laplanche, Pontalis, Anzieu, Widlöcher, Rosolato, Piera Aulagnier, Green... il n'est aucun de ceux-là qui ne se détermine par rapport à Jacques Lacan, qu'ils en aient été l'analysé, le disciple ou l'adversaire, parfois les trois à la fois. Je n'irai pas jusqu'à dire que Lacan ne concerne pas Michel de M'Uzan, on trouve bien ici et là sous sa plume une référence à la forclusion ou au stade du miroir, mais rien qui véritablement se détermine dans cette relation, ni en accord, ni en opposition. Que le registre économique soit aussi absent de l'œuvre de Lacan qu'il est omniprésent dans celle de Michel de M'Uzan est une façon d'indiquer l'écart, sinon le fossé, qui sépare les perspectives.

Si je devais retenir un dernier élément dans ces quelques mots d'introduction, ce serait pour souligner la solidarité toujours maintenue de l'élaboration théorique avec l'expérience pratique. Théorie de la vie psychique, théorie de la pratique analytique, si ce n'est pas du pareil au même, disons que l'œuvre de Michel de M'Uzan traite un peu ces deux aspects comme recto et verso de la même feuille.

***

À l'origine de cet ouvrage, il y a une rencontre organisée à Sainte-Anne par le Centre d'études en psychopathologie et psychanalyse (CEPP) de l'Université Paris VII en mars 2007.

Jacques André

Avatars du spectre d'identité en psychosomatique

JACQUES PRESS

Cher Michel de M'Uzan,

Lors de la préparation de cette journée, je suis retombé sur mon exemplaire de votre livre *De l'art à la mort*. Un homme de 40 ans avait annoté, raturé, souligné ces pages, un homme sur le point de changer complètement d'orientation professionnelle, d'abandonner sa pratique d'interniste pour entamer une deuxième carrière qui allait le mener à devenir l'analyste que je suis maintenant. Brusquement, je me suis surpris à regarder, sans distance et pourtant à plus de vingt ans d'intervalle, cet autre moi-même, dont je pourrais dire qu'il était aussi une autre « personne de moi-même ». J'ai alors été pris d'un trouble étrange. Était-ce bien moi, cet homme jeune encore, essayant d'un côté de s'approprier la compréhension d'un aîné qui lui paraissait alors inabordable, mais aussi avide de nouvelles connaissances, ne se doutant de rien, inconscient du trajet incertain et plein d'embûches qu'il devrait parcourir pour se trouver lui-même ? Comment mettre ensemble l'homme de 40 ans, qui me paraît avec le recul un adolescent en pleine mue, et celui qui, à 60 ans passés, s'exprime aujourd'hui ? Serais-je devenu un autre, devenu, au travers de mon parcours personnel et selon la formule goethéenne, ce que je suis ?

À cela s'ajoute la complexité de mon rapport avec vous. J'ai eu, comme sans doute beaucoup d'autres, deux sortes de maîtres. D'une part, ceux avec qui j'ai été en contact direct, qui m'ont appris les bases de mon métier d'analyste et de psychosomaticien. Parmi eux, Pierre Marty et Michel Fain. Je me suis frotté à eux, je les ai suivis, je me suis ensuite émancipé pour, dans un troisième temps, les retrouver à un autre niveau. À l'opposé, d'autres auteurs ont été pour moi des maîtres à distance, dont les écrits ont exercé une profonde influence sur la formation de ma pensée, mais que je n'ai pas connus personnellement. Le Pontalis de *Perdre de vue* et *Du rêve à la douleur,* Winnicott, Ferenczi, sans parler bien sûr de Freud, ont constitué de tels modèles.

Cette division pourrait fonder une sorte de roman familial psychanalytique entre pères réels et pères imaginaires, vous, Michel de M'Uzan occupant une place intermédiaire aidant à dialectiser cette conflictualité. Vous avez en effet été l'un des premiers auteurs dont les travaux ont imprégné ma réflexion et formé ma pensée. Mais, pendant fort longtemps, je n'ai pas eu avec vous de contact direct, seulement un dialogue silencieux et à distance avec tel ou tel aspect de vos écrits. Les choses ont progressivement changé au cours des dernières années. Là-dessus, vient se greffer la rencontre d'aujourd'hui, qui me fait confronter et cohabiter de manière aiguë l'analyste potentiel que j'étais il y a vingt ans et celui que je suis devenu.

La trajectoire que tracent les aléas de ce dialogue recouvre ainsi les enjeux de ce qui constitue à la fois ma deuxième vie professionnelle et une étape nouvelle de ma vie personnelle. Trajectoire qui est aussi celle de la bisexualité à travers mon parcours psychanalytique. Mais aussi de manière liée : ébranlement des limites du

Moi confronté soudainement à différents états de lui-même, à leur unité fondamentale en même temps qu'à l'écart entre celui que j'étais et celui que je suis devenu.

TRAJECTOIRE, ÉBRANLEMENT, EFFONDREMENT

Trajectoire, mouvement, processus : voilà des termes qui parcourent toute votre œuvre. Trajectoires de la bisexualité ; mouvement masochique ; processus d'affectation : leur dynamique est constamment à l'œuvre, qui vous retient d'adopter trop rapidement les points de vue classique, en particulier en ce qui concerne la dernière théorie des pulsions. Cette dynamique vous conduit à privilégier les processus de qualification et de déqualification pulsionnelle, dont sont victimes les esclaves de la quantité que sont, à des titres divers à vos yeux, les pervers masochistes comme certains patients somatisants.

Trajectoire qu'une phrase de l'introduction du même livre, *De l'art à la mort,* résume en une formule saisissante. Je la cite : « ... c'est paradoxalement lorsque l'individu n'a pas peur de se défaire qu'il a le plus de chances d'atteindre réellement ce qu'il est » (*ibid.,* p. VIII). Ce qui vous conduit à différencier ébranlement identitaire et régression : l'ébranlement n'est pas la régression, écrivez-vous dans la même préface. Sans doute, à condition d'ajouter qu'ébranlement et régression ont partie liée : on ne peut se laisser ébranler que si l'on est suffisamment assuré de pouvoir se récupérer à travers le mouvement régressif, suffisamment assuré de ses arrières. Mais l'inverse n'est pas moins vrai. On ne peut saisir pleinement la valeur de cet ébranlement que si l'on a pu vivre dans sa chair le gouffre sur lequel risquent d'ouvrir de tels moments, s'y tenir, non pas sans défaillir, ce serait outrecuidant, mais néanmoins les traverser et, par là même, en ressortir changé.

En d'autres termes, l'ébranlement identitaire me paraît être l'avers d'une médaille dont le revers serait constitué par la crainte de l'effondrement décrite par Winnicott (Winnicott, 1971 *a*). Vous avez d'ailleurs vous-même relevé une évolution dans votre parcours, allant de la centralité de la problématique œdipienne à une autre centralité, celle que connotent aussi bien le transfert paradoxal que la chimère, tout comme la pensée que les cures les mieux « réussies » ne seraient pas forcément celles où le transfert a été « liquidé » selon les voies classiques. Chimène (« Les yeux de Chimène ») serait finalement plus séduite par les aspects identitaires et non névrotiques, ce sont eux d'où jaillirait notre créativité, la vôtre sans doute, mais aussi celle de chacun. C'est tout cela que m'ont fait vivre mes retrouvailles avec l'exemplaire usagé de votre premier livre.

Quoi qu'il en soit, le fait que je viens de mentionner – qu'ébranlement identitaire et crainte de l'effondrement soient comme l'avers et le revers de la même médaille – me paraît lourd de conséquences. Je vois là un carrefour, dont je vais tenter de développer maintenant les enjeux.

RÉDUPLICATION PROJECTIVE ET IDENTITÉ

Si certaines personnes nous touchent tellement alors qu'elles paraissent tellement murées et éloignées de tout ce qui ressemble à une névrose de transfert au sens classique du terme, est-ce qu'elles sont incapables de transfert ou est-ce que les enjeux sont ailleurs et que ce sont moins les patients qui sont déficitaires que notre compréhension n'est partielle et biaisée ? Est-ce que, dans ces cas, ce que nous appelons non-transfert n'est pas précisément l'essence du transfert ? C'est cette négativité qui est signifiante, non l'absence d'une positivité que nous cherchons en vain, négativité qui d'ailleurs varie d'une séance à l'autre et à l'intérieur d'une même séance en fonction de nos modalités d'intervention et de la qualité de notre présence. En d'autres termes, je défends un point de vue paradoxal par rapport aux notions de carence fantasmatique et de déficit qui occupent une si grande place dans les travaux psychosomatiques : le déficit existe *et* c'est notre regard qui le crée. De même, c'est notre regard qui permet de transvaluer ce déficit en ce qu'il me semble très souvent masquer : une défense contre une situation impossible à penser.

Qu'on considère l'une des premières et fondamentales descriptions que nous vous devons, celle de la réduplication projective dans *L'investigation psychosomatique*. Ce sujet incapable de penser l'autre dans son altérité, incapable de concevoir cet autre comme différent de lui, on pourrait dire qu'il aurait échoué dans le premier dédoublement qui le sépare à la fois de lui-même et de ses premiers objets. Quant à moi, je préfère penser qu'il a reculé devant l'abîme s'ouvrant devant lui à la pensée qu'il était lui, qu'il n'était que lui, devant le double deuil allant de pair avec cette première et double séparation – d'un « ancien soi-même immense et d'un objet narcissique : la mère des premiers temps » (« Contre-transfert et système paradoxal », in *De l'art à la mort,* p. 179). « Maman, pourquoi je suis moi ? » (*ibid.,* p. 178), s'écrie la petite fille de 2 ans quand elle se voit dans le miroir, distincte de sa mère : moment de vacillement – déjà –, fondateur de notre identité ultérieure ; mais aussi moment de « fracture de la libido » (*ibid.,* p. 179). Or c'est à mon sens le *même* mouvement qui ouvre sur l'une comme sur l'autre, sur l'assomption d'une identité propre, suffisamment sûre d'elle pour pouvoir se laisser ébranler comme sur le repli distordant le Moi naissant : il n'y a que l'épaisseur d'un cheveu entre l'une et l'autre voie.

Dès lors, la capacité de l'analyste à laisser vaciller son identité, sa capacité à l'identification primaire, viendraient à la rencontre de ce qui, chez son patient, n'a pu que déboucher sur une fermeture face au risque de déréliction. Et, se tenant au plus près de son patient, il se tient aussi au plus près de ce qui l'a ébranlé lui-même, en laisse résonner l'écho dans la séance, dans un lieu psychique incertain, juste en amont de cette séparation, qui, vous le notez bien dans un autre passage (*La bouche de l'inconscient,* p. 29-30), concerne aussi bien le lien au corps propre et n'est donc pas sans évoquer les conditions permettant le *indwelling* winnicottien, la nidation de la psyché dans le corps. Lieu psychique incertain qui est aussi un lieu géométrique : entre inconscient et préconscient, entre soi et l'autre, entre soi-même et l'autre de soi-même, entre corps et psyché.

Reprenant vos termes, je viens de parler à ce propos d'un « double deuil ». Est-ce toutefois à proprement parler d'un deuil qu'il s'agit ? Oui sans doute en partie : deuil à la fois de la toute-puissance infantile revoyant au narcissisme primaire et du lien premier à l'objet. Mais je soutiendrai que la menace est alors tout autant d'un autre ordre : une perte touchant la possibilité même de représentation. Ce qui est en jeu ici concernerait les conditions, les fondements, permettant – ou non – à l'activité de pensée de commencer à s'exercer. Conditions qui, certes, détermineront ensuite la possibilité de faire un deuil, mais se situent en amont de celle-ci, en amont même de l'identification mélancolique qui pourrait bien ne constituer qu'une forme de rattrapage de tels moments d'échec.

Dans la suite de votre œuvre, vous avez poussé le plus loin possible un vertex, au sens bionien de ce terme, celui de l'identité, de l'identitaire dans sa relation et, à votre sens, son opposition au narcissisme. Toutefois, si je me suis attardé sur un texte, « Contre-transfert et système paradoxal », relativement ancien (1976), c'est qu'il me semble signaler un moment – au double sens, temporel comme physique du terme – mythique et fondamental du développement psychique. Moment qui est celui d'une articulation centrale. D'une part, les aléas du lien à l'objet – avec les développements majeurs qu'apportent sur ce thème des auteurs aussi divergents, mais également aussi complémentaires à mes yeux, que le sont Winnicott et M. Fain : la crainte de l'effondrement pour le premier, le prélude à la vie fantasmatique avec la distinction entre censure et pare-excitations pour le second. De l'autre, la voie que vous avez tracée et que nous revisitons aujourd'hui, celle de l'identitaire à laquelle je reviens maintenant.

Prendre en compte pleinement les conséquences d'un échec lors de ce mouvement premier, c'est ce à quoi nous oblige notre pratique quotidienne, c'est aussi ce qui nous fait penser, et sans doute, théoriser. Théoriser pour tenter de trouver des issues, si possible créatives, aux difficultés auxquelles nous nous trouvons confrontés. Mais théoriser, c'est bien sûr et de manière étroitement imbriquée, nous défendre de l'effroi qui nous menace dans *toute* rencontre analytique, au-delà – ou en deçà – des classifications et de leur éventuelle utilité, effroi qu'une fois encore je relie, pour les deux partenaires, à la menace de la perte de toute représentation, à la si fragile ligne de démarcation séparant ébranlement et effondrement.

Je rejoins là ce qui me semble un des grands enseignements que j'ai tirés de mon compagnonnage – si j'ose dire – avec vos écrits, les lisant, les relisant et me les appropriant à ma façon. L'analyste ne devrait jamais être aussi chimérique – dans le double sens du terme – que quand tout paraît barré. C'est alors en effet qu'il devrait être capable, le plus intensément et à tout moment, de se placer juste en amont de ce moment mythique du : « Maman, pourquoi je suis moi ? » Et il ne le pourra que s'il parvient, non seulement à oublier ses outils théoriques (ce qui n'est d'ailleurs possible que s'il les a profondément intégrés), mais aussi à se laisser ébranler dans ses fondements *là même où tout paraît nous éloigner d'un tel ébranlement.*

À ce point, un exemple clinique m'est venu à l'esprit, ou, plus exactement, s'est imposé à moi comme de l'extérieur, exemple dont je me suis rendu compte après coup seulement qu'il formait une sorte de chimère avec « l'autre personne de moi-même » que j'ai évoquée dans les premières lignes de mon texte. Ce fait même, cette imposition « de l'extérieur », pourrait indiquer que le fonctionnement chimérique se poursuit aussi hors séance et dans notre travail théorique. Mais il montre aussi autre chose : le Rastignac que je me suis vu être relisant *De l'art à la mort,* c'est lui sans doute qui m'a permis de rencontrer l'autre Rastignac qui a surgi maintenant dans ma tête : un homme, dans la trentaine, « un golden boy opératoire », me suis-je surpris à penser, mi-sarcastique, mi-troublé, à la fin du premier entretien avec lui. La curiosité avait aussi sa part dans l'intérêt que je lui portais : je n'ai en effet de ma vie jamais rencontré de golden boy « pour de vrai », comme disent les enfants.

Son monde venait de s'écrouler. Lui qui n'avait depuis toujours qu'une préoccupation en tête : toujours plus haut, toujours plus vite, toujours plus d'argent, venait d'être chassé d'un poste important avec pour seul motif une incompatibilité relationnelle. En d'autres termes, aussi brillant qu'il ait été par ailleurs, on lui renvoyait de lui une autre figure, celle d'un handicapé des relations humaines. Par ailleurs, ce fonceur impitoyable se trouvait pris dans un embrouillamini sentimental où le paralysait le sentiment écrasant d'être mal vu, mal considéré par l'une ou l'autre des femmes de sa vie. Les circonstances faisant qu'il avait maintenant un peu de temps disponible, il fallait que nous résolvions rapidement ses difficultés par ce qu'on pourrait appeler une « analyse stratégique » efficace.

Il ne rêvait jamais, m'avait-il dit. Depuis le début, je l'ai senti constamment sur le départ, me demandant à chaque fois si notre prochaine rencontre ne serait pas la dernière. Mes efforts pour lui montrer la difficulté à entamer un traitement dans ces conditions se sont heurtés à une fin radicale de non-recevoir. De mon côté, j'hésitais à m'engager dans un tel contexte. Les choses ont ainsi continué le temps de quelques entretiens préliminaires. Et puis, un jour que je remets cette question sur le tapis, il me fait une remarque acerbe : au lieu de l'accuser, ne devrais-je pas me questionner moi-même ? N'est-ce pas plutôt moi qui n'aurais pas envie de commencer quelque chose avec lui ? Je me suis dit, comme à la bataille navale : « touché ! ». En mon for intérieur, je devais reconnaître qu'il n'avait pas entièrement tort. Dans les semaines qui suivent, nous parvenons enfin à trouver un cadre stable (en face à face). La séquence que je rapporte se déroule dans cette période intermédiaire où nous avons fixé le cadre, mais pas encore commencé nos séances de manière régulière.

Il commence la séance en s'étonnant. Il a une excellente mémoire, mais ne se souvient jamais de ses séances. Je lui fait remarquer qu'il y a visiblement mémoire et mémoire. Il acquiesce comme si ça allait de soi et enchaîne : il dort mal ces temps et se sent oppressé par la relative inactivité où le plonge sa situation actuelle. Je lui demande alors s'il rêve. « Jamais », me répond-il en me rappelant qu'il me l'a déjà dit. C'est alors que l'inattendu survient. Un rêve répétitif de son enfance lui revient soudain à l'esprit, le seul qu'il ait retenu de toute sa vie, un cauchemar : il tombe dans la cage d'escaliers en hurlant : « maman », et se réveille, tombé de son lit.

Alors qu'il déroule son récit sur un ton de conversation mondaine, je me sens saisi d'une détresse intense en même temps que d'une sorte de vacillement intérieur : l'envers du golden boy est un pauvre gamin paumé, lâché par sa mère en même temps que soumis à son regard omnipotent. Les deux figures sont comme l'avers et le revers de la même médaille, à la fois indissociables et ne pouvant jamais se rencontrer. Forme précoce de clivage du Moi ? Sans doute, mais aussi figure d'un double arraché à lui-même : le golden boy a pour ainsi dire perdu son image inversée – celle de l'enfant paumé – dans le miroir, du coup, il se retrouve comme le héros de roman : sans ombre. Et le miroir nous renvoie une fois encore à la même matrice dialectiquement articulée : une figure maternelle qui ne verrait pas l'enfant, et l'impossibilité à se séparer de soi-même, sinon par un arrachement forcé et forcené.

On peut d'ailleurs s'interroger sur les mécanismes à l'œuvre dans mon éprouvé de détresse et d'étrangeté. Identification projective ? Comme vous, je ne crois pas que les choses soient si simples, mais plutôt que ma constitution psychique personnelle, s'ajoutant à mon parcours allant du Rastignac de 40 ans à l'homme que je suis maintenant m'ont permis d'éprouver cet ébranlement identitaire, source de toute communication analytique. Néanmoins, je n'ai pas de quoi me vanter. Car, rétrospectivement, ce qui me frappe le plus, c'est que je n'aie pas pensé, *dans le cours de la séance,* qu'avec mes atermoiements, c'était moi qui, depuis trois mois, le laissais tomber dans les escaliers sans le retenir. Je retrouve la remarque que j'ai faite plus haut : l'analyste ne peut que se défendre contre de tels enjeux ; la résistance est tout autant chez moi que chez mon patient.

Mon patient pourrait fournir une illustration du premier des pôles du spectre d'identité, celui de la réduplication projective : le sujet se constitue des limites autogénérées et rigides, une sorte de prothèse circonscrivant artificiellement son identité et excluant toute altérité (je suis d'ailleurs tenté de penser qu'ils tombent physiquement malades dès lors que cette prothèse ne tient plus). C'est le fonctionnement opératoire des psychosomaticiens. Mais je dois avouer qu'au fil du temps, je suis devenu de plus en plus méfiant vis-à-vis du caractère défensif de ce type de classification. Certes les classifications sont utiles, mais le risque est qu'elles soient surtout utiles à nous analystes, qu'elles constituent une couche protectrice équivalente à celle que ces patients ont tenté de constituer pour se délimiter et constituer une enveloppe psychique qui les tienne tant bien que mal dans un monde qui n'a pas pu – pas su ? – entendre le déchirement de ce cri : « Pourquoi je suis moi ? »

DU TRAVAIL DU TRÉPAS À L'ALLERGIE

L'autre pôle, vous l'avez décrit de la manière la plus radicale à propos de ce que vous appelez le « travail du trépas ». « Distension de son être psychique », permettant au mourant de ne plus même plus ressentir l'absence de la personne réelle (*De l'art à la mort,* p. 196), « prodigieuse expansion du Moi... au service d'une introjection pulsionnelle » (*ibid.,* p. 197), dyade permettant au patient « d'halluciner la présence constante » de l'objet (*ibid.,* p. 188), mais en même temps « ... si fragile que non seulement tout retrait affectif lui est fatal, mais que, pour la maintenir, l'objet clé devrait ne pas être constamment assujetti à une nécessité impérieuse de maintenir la stabilité de son identité » (*ibid.,* p. 194). Tels sont les traits principaux de cet état.

Relisant *Le travail du trépas,* j'ai été stupéfait de me rendre compte que les éléments que je viens de relever coïncidaient exactement avec ce que m'ont fait vivre certains patients en analyse, qui tous présentaient des manifestations allergiques[1]. J'ai repensé alors à votre conclusion dans le même texte : « En cela, la fin de la vie

1. De manière assez surprenante, je les ai également rencontrées dans des cas de migraines, avec toutefois chez ces derniers patients, une structure de caractère anale proche de l'analité primaire.

ressemble profondément à son commencement... » (*ibid.*, p. 195).

Vus sous cet angle, fonctionnement allergique et vie opératoire signaleraient deux issues opposées à la même impasse : celle de la double séparation, évoquée plus haut, d'avec le soi-même primordial et d'avec la fusion primitive avec l'objet. Il n'est d'ailleurs pas rare que coexistent, chez la même personne, des éléments de l'un et de l'autre, de fusion et de retrait, ou une alternance entre ces deux pôles. Pour le dire autrement : les extrêmes se touchent, et peut-être, comme Freud l'écrit dans une note de 1919 à propos du schéma de l'appareil psychique exposé dans le chapitre VII de la *Traumdeutung*, faudrait-il considérer le spectre d'identité comme un déroulement sur deux plans d'un enroulement tridimensionnel – en fait quadridimensionnel si l'on y inclut, ce qui me semble indispensable, la dimension temporelle.

Ici se pose une question essentielle qui concerne à la fois notre pratique et notre théorie de la pratique : quelles sont les conditions optimales permettant d'aller à la rencontre de ces patients ? Question redoutable, je l'aborderai par le biais d'une notion qui vous est chère : celle de l'introjection ferenczienne (*La bouche de l'inconscient*, p. 97). « Introduction des objets dans la sphère du Moi », comme vous le notez, elle aboutit à un enrichissement de celui-ci. Toutefois, un point est à relever, qui est rarement pris en compte. Au contraire de l'introjection freudienne, l'introjection ferenczienne implique la présence vivante de l'objet. On pourrait dire que se côtoient – et dans une certaine mesure s'opposent – ici deux visions de la naissance du psychisme.

D'un côté, celle qui fonde théoriquement une indispensable négativité comme source de l'activité fantasmatique. C'est le modèle du rêve chez Freud avec le retrait des investissements qu'il implique, modèle qui se retrouve dans le dispositif divan-fauteuil et connaîtra une riche postérité : prélude à la vie fantasmatique (Fain), encadrement par l'hallucination négative de la mère (Green) ; j'ajouterai à cette liste non exhaustive la place que vous accordez au silence de l'analyste, quand vous en faites, dans une magnifique métaphore, « la bouche de son inconscient ». L'autre point de vue est précisément celui qu'adoptent Ferenczi, mais aussi Winnicott avec les notions de *handling* et de *holding*. C'est alors la présence de l'objet qui compte, sa qualité, sa capacité à « tenir » l'enfant sans se laisser détruire. Il y a quelques années, René Roussillon, poursuivant une ligne de pensée proche, a défendu le point de vue que l'hallucination de désir pouvait naître non seulement en l'absence de l'objet, mais aussi à son contact (Roussillon, 1997).

Je viens de dire que ces deux visions s'opposent l'une à l'autre. Cependant, cette manière d'exprimer les choses ne fait que refléter la difficulté que nous éprouvons à articuler théoriquement ces différents *vertices,* difficulté que je ne vais pas résoudre aujourd'hui. Mais une chose me paraît claire : les conditions de surgissement d'un fonctionnement hallucinatoire de type « première topique » sont largement déterminées par le préalable qu'a constitué la qualité de la présence de l'objet et la manière dont cette présence va former les bases perceptives sur lesquelles pourront ensuite s'édifier les ébauches de la vie fantasmatique.

Le choix que nous faisons de suivre quelqu'un en face à face ou au contraire sur le divan a sans doute beaucoup à faire avec la manière dont ces enjeux se mettent en scène avec nous. En première approximation, on pourrait dire que nous serons enclins à mettre sur le divan les personnes qui auront pu bénéficier de suffisamment de présence et d'une présence de suffisamment bonne qualité pour pouvoir utiliser l'absence et sa potentialité représentative. Toutefois, je ne peux m'empêcher de trouver cette formulation terriblement défensive. Je crois qu'un autre facteur, d'importance au moins égale, concerne l'analyste et sa capacité à se rapprocher de son patient et à entendre ses besoins – ses besoins, pas seulement ses désirs –, ce qui me ramène à vos développements.

Car cette capacité est d'une part capacité à s'exposer, à se perdre, à se fondre avec l'autre, à s'abandonner à des formes d'identification primaire proches de la psychose. Mais elle est aussi et de manière indissolublement liée, capacité à rendre sensible sa présence et la qualité de celle-ci. Là encore, capacité à se laisser ébranler et capacité régressive sont étroitement liées. Il faut savoir se perdre pour pouvoir se trouver. Mais aussi : pour pouvoir se perdre, il faut avoir fait l'expérience de s'être trouvé à travers cette perte de soi-même, ce qui constitue le cœur et l'enjeu de tout parcours analytique.

Or, les modalités d'identification primaire qui sont au cœur de ces cures, qui mettent en jeu chez les deux partenaires des vécus émotionnels aussi bien que corporels intenses, ne peuvent pleinement se développer que dans l'abandon qu'implique un cadre divan-fauteuil très soutenu. Abandon qui va se jouer à plein dans ces cures avec sa redoutable polysémie : on s'abandonne *au* sommeil, *à* l'objet ; si l'on est assez assuré de la constance de cet objet, on peut aussi s'abandonner érotiquement à lui ; mais toujours guette l'abandon *par* cet objet, qui transforme le rêve en cauchemar, le sommeil en insomnie, le repos en angoisse impensable et rend impossible le premier dédoublement de soi-même.

Un autre élément, relevé par nombreux auteurs, de Bleger à Green, devient vite manifeste dans ce type de cures. Le cadre n'est pas le contenant silencieux permettant que s'élabore et se perlabore la problématique fantasmatique de notre analysant. Non, le cadre devient bruyant, dépositaire qu'il est de ce que Bleger nomme les aspects psychotiques de la personnalité. Dès lors, ce qui se manifeste à travers ce bruit du cadre devient presque plus important que ce qui se passe dans la séance.

Il se produit en effet quelque chose d'étonnant. Dans le cadre – quatre fois par semaine, quarante-cinq minutes, régi par les associations libres, où tout peut être dit mais rien ne doit être agi –, prend place l'enfant sage qu'ont été peu ou prou ces analysants. Ce n'est qu'hors du cadre que s'exprime un autre enfant, double inversé du premier : pulsionnel, ne connaissant pas de limites, ne sachant pas ce que sont les limites ; mais aussi part vivante, véridique, et cherchant à communiquer quelque chose de profondément personnel et intime, qui jusqu'alors n'a jamais trouvé à s'exprimer, d'où son côté « sauvage ». Et c'est là que les choses se compliquent : les agirs auxquels je pense ne sont pas pure décharge, mais constituent des formes très primitives de communication, ils ont une potentialité de symbolisation et doivent être entendus comme tels. Parfois, on en arrive à une situation où l'analyste est conduit à devenir le garant, non de l'agir bien sûr, mais, à travers la compréhension qu'il en acquiert et peut partager avec son patient, de la part vivante de son analysant s'exprimant à travers eux[1].

Vous me direz qu'on est loin de la chimère, loin du silence, bouche de l'inconscient. C'est vrai, et pourtant... Cet entendement, cette compréhension ne peuvent

1. Dans un système différent de référence métapsychologique, je pense rencontrer ici certains aspects de ce que Balint a décrit par le terme de régression bénigne.

prendre progressivement place qu'à travers l'effacement des limites dont vous vous êtes fait le porte-parole, qu'à travers l'identification primaire aux besoins et à la pulsionnalité de l'enfant pris dans le double carrefour qui m'occupe depuis le début de mon travail. Plus loin l'analyste sera capable d'aller dans cette direction, plus il sera capable de se perdre, de devenir dans le même mouvement le porte-parole du double originaire et de l'objet qui en est le premier garant, plus aussi il pourra garder vivante la « personne de lui-même » que l'analysant lui aura confiée.

Toutefois, la réciproque n'est pas moins vraie. Le même analyste ne peut aller si loin dans le vacillement – vacillement de ses limites, vacillement des limites du cadre, vacillement entre versant narcissique et pulsionnel, vacillement entre soi et l'autre –, que s'il a profondément intégré la valeur tierce du cadre, que s'il sait que, tôt ou tard, ces mêmes enjeux devront être repris et pouvoir être entendus comme enjeux pleinement pulsionnels.

Mais, relisant ce dernier paragraphe, voilà que je m'interroge à nouveau sur sa valeur défensive. Ne serait-il pas plus juste d'écrire que l'essentiel se joue autour de l'investissement narcissique du cadre par l'analyste ? Ne pouvant se sentir d'abord qu'attaqué dans ce qui constitue une part significative de son outil de travail fonctionnant pour lui comme une sorte de peau psychique, il vit dans un premier temps le bruit du cadre comme une effraction, comme une blessure. La question qui se pose dès lors est celle-ci : comment l'analyste va-t-il contre-investir les bords de l'effraction ?

Michel Fain a défendu l'idée que, dans les premières relations mère-enfant, le Moi de la mère prend en charge le Ça de l'enfant, l'intègre à son fonctionnement. Je serai tenté de penser que, dans les situations que je décris, l'analyste fait quelque chose qui résonne un peu comme l'écho de ce cas de figure. Il est amené à intégrer au cadre la partie agie/vivante de son analysant, il en devient le garant. Du coup, il devient aussi le garant de sa transformation et de sa réintégration dans le « cours de l'advenir psychique » (Freud, 1911). Mais alors, la question se pose : ne faut-il pas tout un travail préalable pour que l'inconscient au sens où vous le décrivez puisse se constituer en bouche capable de s'exprimer ? En d'autres termes et comme Denise Braunschweig et Michel Fain l'ont soutenu, ne faut-il pas un environnement deuxième topique pour que la première se constitue ?

De votre côté, quand une patiente en pleine détresse murmure : « un trou a pris ma place » et que vous murmurez en retour : « un trou a des bords » (de M'Uzan, 2006, p. 36), vous vous constituez en bords de ce trou, vous *êtes* les bords de l'effraction, celle-là même sans doute que je viens d'évoquer du côté de l'analyste – ou en tout cas son miroir. Ne s'agit-il alors « que » d'identitaire ou ne transformez-vous pas le trou en creuset, en *forme* où pourra éventuellement naître un contenu ? Autre question : le fait que la métaphore de la naissance me soit venue indique-t-elle que la sexualité est toujours déjà là ou signale-t-elle à l'inverse la contrainte où nous nous trouvons de donner à nos pensées une forme impliquant la sexualité pour échapper à un abîme où se perdent et se confondent registres identitaire, narcissique et pulsionnel ?

AVATARS DE NOS FICTIONS THÉORIQUES

Quittant maintenant la clinique, je vais pour conclure en venir aux fondements de la théorie. Une théorie qui, dans le même mouvement, nous permet de saisir la réalité clinique et la déforme. Par ailleurs, on le sait, autant il est vrai qu'il n'y a pas de théorie sans clinique, autant inversement c'est la théorie qui fait exister la clinique, l'exemple de la découverte freudienne l'illustre clairement. Vous savez bien, et vous avez maintes fois souligné (p. ex. 1998) à la fois le caractère presque dérisoire de nos efforts théoriques en même temps que leur nécessité absolue. Une notion me paraît ici importante, celle de modèle imaginaire (Canestri, 2004) ou de fiction théorique, à laquelle Nicole Loraux accordait une valeur centrale (Loraux, 1991 ; Flem, 1998) et dont un philosophe anglais, B. Williams, a montré la valeur heuristique dans son champ d'investigation (Williams, 2005).

Qu'est-ce qu'une fiction théorique ? C'est une description d'un état de la réalité, dont nous savons qu'elle est inexacte, mais qui nous permet de penser un état de choses qu'on ne saurait se représenter autrement. « Les choses ne se passent pas comme ça, mais si elles s'étaient passées comme ça, voilà ce que ça aurait pu donner », dit en quelque sorte la fiction théorique. Sans être une métaphore, la fiction théorique ou le modèle imaginaire tirent leur valeur de ce « comme si ».

Ces préalables posés, je peux en venir à la discussion de nos fictions théoriques respectives et mettre en évidence quelques-uns de nos points de friction.

Contrairement à vous, je suis très attaché à la réflexion freudienne d'après 1920. Non pas tant à la question de la pulsion de mort, qui – vous l'avouerais-je ? – m'intéresse assez peu. Les sempiternelles discussions sur ce thème me paraissent un peu théologiques. Elles témoignent souvent plus des enjeux narcissiques propres aux uns et autres et leur valeur défensive me semble souvent primer sur toute autre. Sur un point en tout cas, je vous rejoins : le risque est souvent prohibitif, qui consiste à faire de la déliaison ou de la démixtion pulsionnelle chez notre analysant le moteur de nos échecs et à nous dédouaner à bon compte de nos aveuglements. On aboutit facilement à une sorte de meccano théorique objectivant qui me hérisse. Sous cet angle, la pulsion de mort apparaît bien comme l'impensé du contre-transfert, selon la belle formule de Jean Guillaumin (Guillaumin, 1988).

Reste qu'*Au-delà du principe de plaisir* continue d'être pour moi l'un des textes les plus fascinants de Freud, et ceci pour des raisons peut-être opposées aux vôtres. Tout d'abord, le biologisme qui s'y réaffirme, loin d'être un fourvoiement – et loin d'être une rupture avec les positions antérieures –, constitue à mes yeux l'une des marques les plus profondes du génie freudien. Sans doute les outils manquent-ils alors pour établir conceptuellement l'unité dans la discontinuité qui unit et sépare le somatique et le psychique. Sans doute aussi Freud comble-t-il ce manque par une spéculation audacieuse non dépourvue de relents philosophiques. Mais le monisme psychosomatique qui se révèle dans cet écrit me paraît un acquis essentiel, que Pierre Marty reprendra d'ailleurs à sa façon. Par ailleurs, on ne peut rejeter la notion d'un « au-delà » du principe de plaisir au motif qu'elle alimenterait les résistances contre la puissance de la sexualité et son caractère subversif. Certes, le risque existe, mais la réalité d'expériences vécues sous ce régime de fonctionnement ne me paraît pas pouvoir être mise en doute.

À ce propos, la distinction que vous établissez dans certains de vos textes entre principe de constance et principe d'inertie me paraît profondément freudienne. Pour le dire simplement : s'il fallait donner une définition de ce que Freud nomme « pulsion de mort », je dirai que c'est la tendance à l'inertie d'un système, son entropie. Mais comment penser que cette tendance, propre à tout système et qui prend des formes particulières dans le vivant, n'ait pas sa correspondance au niveau psychique ? En d'autres termes, la distinction entre instinct et pulsion n'est pas à mes yeux aussi tranchée qu'elle me semble l'être aux vôtres. Même s'il y a une différence de niveau, un saut qualitatif entre l'un et l'autre, il n'en reste pas moins que la seconde est l'héritière – résulte de la transformation – du premier.

Autre point de désaccord : l' « hérésie » ou la « dissidence » de lui-même (*Aux confins de l'identité,* p. 116) qui, selon vous, pousse Freud à considérer, dès 1920 et plus clairement encore, à partir de 1923, que l'inconscient n'est qu'une qualité psychique et à substituer le ça agissant à l'Inconscient systémique visant à la représentation, n'est pas pour moi un recul, mais une avancée remarquable en phase avec l'expérience clinique. Elle nous permet de mieux comprendre toute une série d'enjeux pratiques et théoriques, particulièrement dans le traitement des franges non névrotiques de tout un chacun.

Enfin, ce moment, que vous relevez à juste titre, où l'on voit en 1920 Freud hésiter quant à la place à accorder aux pulsions du Moi – sont-elles du côté des pulsions de vie ou de celles de mort ? – me paraît avoir une logique interne à l'œuvre. En 1915 déjà, dans la *Métapsychologie,* Freud défend le point de vue que la haine est indépendante de l'amour et découle directement des pulsions du Moi. La position « 1920 » ne fait que radicaliser ce point de vue tout en divisant implicitement les pulsions du Moi : d'un côté, les pulsions de mort expriment la tendance du Moi à refuser radicalement tout ce qui est « non-Moi » ; de l'autre, une part des pulsions du Moi, celles qui investissent narcissiquement son auto-affirmation, sont alliées de la vie. Il y aurait ici un recoupement à faire – que vous récuseriez peut-être – avec la distinction que vous effectuez entre « ... le registre identitaire appartenant à l'autoconservation et le registre narcissique de nature libidinale » (*Aux confins de l'identité,* p. 159).

Nous voici donc en plein désaccord, pensera-t-on. Et pourtant, je vous retrouve, quand, dans le premier tableau de votre nosologie vous distinguez deux carrefours sur la ligne du sens : celui de l'hystérie d'angoisse et celui de la dépersonnalisation (*ibid.,* p. 151). Avec une nuance peut-être dans la suite de ce que j'ai développé plus haut. Comme je l'ai dit, je verrai volontiers dans le moment mythique que j'ai alors évoqué à propos du « maman, pourquoi je suis moi ? », un carrefour condensant les enjeux narcissiques, représentationnels et identitaires fondamentaux de l'individu, d'où aussi la menace d'effondrement qui lui est liée. Ce carrefour, je le situerai en amont de l'hystérie d'angoisse comme de la dépersonnalisation et pouvant ultérieurement mener à l'une ou à l'autre selon la voie « choisie » alors. Comme je l'ai aussi indiqué, fonctionnement opératoire et fonctionnement allergique me paraissent deux issues extrêmes et opposées aux impasses consécutives à un achoppement en ce point.

Je vous retrouve aussi avec la notion, si intéressante, de psychose actuelle. Vous avez proposé de considérer le fonctionnement opératoire comme l'expression d'une telle psychose. De mon côté, travaillant comme je l'ai dit plus haut, en analyse avec des patients souffrant de maladies à caractère critique, j'ai défendu le point de vue que ces affections (migraines, épilepsie, allergies) renvoyaient à des noyaux enclavés de psychose actuelle. J'utilise le terme de manière peut-être un peu différente de la vôtre : là où vous mettez l'accent sur le caractère « blanc » de la symptomatologie, je suis sensible à une potentialité de vectorisation vers le sens à partir de ce blanc. Ce que j'ai en effet remarqué dans l'analyse de tels patients, c'est une sorte de noyau psychotique caché, non psychisé, renvoyant souvent à une problématique traumatique/identitaire précoce. Au fur et à mesure que les enjeux liés à ce noyau se déploient dans le travail analytique, au fur et à mesure qu'ils se psychisent, que ce noyau peut se penser et se dire, les crises somatiques s'atténuent pour disparaître souvent complètement (Press, 2002). Mais ce sont des différences de nuance et, sur le fond, nos positions se rejoignent ici.

Enfin, je vous retrouve sur un autre plan, que vous avez développé particulièrement à la dernière journée de l'IPSO. Discutant le cas de la patiente dont j'avais alors brièvement retracé l'histoire, vous avez alors fait une proposition dont la valeur heuristique me paraît considérable. Vous parliez alors du sentiment de dissolution identitaire que nous éprouvons face à des patients très gravement atteints et signaliez que ce sentiment est « le corrélat naturel... d'un certain degré de dissolution identitaire, qui, répondant à un statut identique chez le patient, engendre une entité originale dont l'activité, on peut l'espérer, devrait, évitant l'abîme, assurer une partie au moins du programme de survie ». Et vous ajoutiez : « C'est un peu le pendant, dans l'ordre identitaire, de la "chimère psychologique"... » (de M'Uzan, 2006, p. 35 ; guillemets de l'auteur).

Cette notion de chimère identitaire me paraît d'une très grande valeur et je la partage pleinement avec vous, même si la théorisation que j'en fais diffère de la vôtre.

Une fois encore, la différence concerne le statut de ce qu'on pourrait appeler l' « être », opposé à l' « avoir ». Par-delà les différences de référents théoriques, votre refus d'attribuer à cet « être » un statut pulsionnel m'évoque celui de Winnicott. Certes, vos positions sont, par maints aspects, aux antipodes l'une de l'autre. Mais le fait que, vous intéressant l'un et l'autre au registre de l'être, vous vous en teniez l'un et l'autre à une définition limitative de la pulsion et rejetiez l'un comme l'autre la dernière théorie des pulsions, ne me semble pas être pur coïncidence. Et alors, arrivant au terme de ce dialogue avec vous, une pensée s'impose à moi.

La place que vous accordez à l'identitaire ne serait-elle pas votre manière de nous rendre attentifs à ce qui touche à l'être dans la destinée de l'être humain et par conséquent dans le travail analytique ? De nous rappeler comme en filigrane qu'il faut une forme pour qu'il y ait un contenu ? De nous mettre en garde contre le risque d'intervenir à contretemps et avec nos gros souliers psychanalytiques quand on s'approche de cette dimension de l'expérience humaine ? De nous signaler enfin quelque chose que nous n'avons que trop tendance à oublier : le psychanalyste se trouve inévitablement confronté à ces registres de fonctionnement ; toutefois, il ne peut les aborder que s'il laisse résonner en lui le plus intime de l'étranger, de cette « autre personne », que nous sommes toujours et pour toujours à nous-mêmes ?

Bibliographie

Flem L. (1998), « Archives de l'inconscient ou fiction théorique ? », *in* D. Le Beuf, R. Perron, G. Pragier, *Construire l'histoire,* Paris, PUF, « Monographies de la Revue française de Psychanalyse », 135-146.

Loraux N. (1991), « L'homme Moïse et l'audace d'être historien », *Le Cheval de Troie,* 3, 83-89.
De M'Uzan M. (1977), *De l'art à la mort,* Paris, Gallimard.
— (1994), *La bouche de l'inconscient,* Paris, Gallimard.
— (1998), « Impasses de la théorie, théories indispensables », *Rev. franç. de Psychanal.,* t. LXII, n° 5, 1459-1465.
— (2005), *Aux confins de l'identité,* Paris, Gallimard.
— (2006), « Sombrer pour survivre », *Revue Française de Psychosomatique,* n° 30, 9-26.
Roussillon R. (1997), « La fonction symbolisante de l'objet », *Rev. franç. de Psychanal.,* t. LXI, n° 2, 399-414.
Williams B. (2005), *Vérité et véracité,* Paris, Gallimard.
Winnicott D. W. (1971 *a*), « La crainte de l'effondrement », trad. franç., in *La crainte de l'effondrement et autres situations cliniques,* Paris, Gallimard, 2000.
— (1971 *b*), *Jeu et réalité,* trad. C. Monod, Paris, Gallimard, 1975.

Réponse à Jacques Press

MICHEL DE M'UZAN

Tout d'abord, cher Jacques Press, laissez-moi vous dire combien je suis touché et honoré d'apprendre le rôle joué par la lecture de mon premier ouvrage, *De l'art à la mort,* dans votre engagement dans la fameuse « horde » psychanalytique. Vous entendant, c'est pour moi encore saisissant de découvrir notre fraternité puisque la médecine interne était, pour l'un et pour l'autre, un premier horizon ; fraternité encore quand les retrouvailles avec « l'autre de vous-même », telles que vous les évoquez, correspondaient à ce qui oriente profondément tant mon « humeur » que mes réflexions, aujourd'hui comme hier. Il s'agit donc d'une longue aventure, et j'imagine que vous me rejoindrez quand, à titre de remarque préliminaire, je confie que les idées, telles qu'elles s'imposaient d'abord à moi, allaient subir une évolution au fil des années et que leur formulation dernière pouvait parallèlement se modifier, ce qui, somme toute, peut être pris pour une forme particulière de fidélité ! C'est ainsi que, au départ – et pour y revenir déjà – je n'avais aucunement prévu, au moins consciemment, l'*aggravation* de mon intérêt pour la problématique identitaire et, à plus forte raison, l'exclusion d'une part de celle-ci du domaine psychosexuel, pain quotidien du psychanalyste, comme on sait. On aura l'occasion, aujourd'hui, de revenir plus d'une fois sur la question. Ce qui rendra inévitables certaines redites. Quant au long itinéraire dont je viens de parler, il a pour vertu de dégager progressivement un véritable système[1], système ouvert, bien entendu.

Il est exact de dire, et vous le faites, que la notion de *trajectoire* et celle d'*ébranlement* forment ensemble une sorte de fil conducteur qui parcourt mes écrits. Le terme de trajectoire soutenant l'idée de *continuité,* cependant que celui d'ébranlement évoque plutôt la *rupture.* En fait, les deux notions, apparemment incompatibles, devraient entrer dans une relation dialectique.

Considérons d'abord la notion selon laquelle les phénomènes observés s'enchaînent les uns aux autres, comme au cinéma le « fondu enchaîné ». C'est ainsi, par exemple, qu'à la distinction de trois formes de masochisme (pervers, féminin, moral), je substitue celle de « trajectoire du masochisme » qui ménage une réelle filiation dans la continuité. De la même manière, j'ai parlé de « processus d'affectation » plutôt que d'affect, ce qui préserve la place de l' « économique premier », avec la vocation qui est sienne de finir par se dire. Je pourrais multiplier les illustrations de cette évolution en continuité. Pensons simplement à la nosographie psychonévrotique, laquelle distingue en entités séparées l'hystérie d'angoisse, la phobie et la névrose obsessionnelle, alors que chacune de ces entités ne définit qu'un moment d'un même processus « condamné » à se compliquer.

Venons-en à l'autre notion, celle d'ébranlement, ébranlement identitaire. Vous marquez, et c'est essentiel,

1. Murielle Gagnebin, *Michel de M'Uzan,* Paris, PUF, « Psychanalystes d'aujourd'hui », 1996.

qu'il convient, en tout premier lieu, de bien différencier *ébranlement* et *régression.* Ce qui est loin d'être inutile car la régression, à proprement parler, ne concerne que la libido, donc le registre psychosexuel, phallique, anal, oral. Précisons que, accompagnant la régression, source d'une altération qualitative des affects, le facteur économique, la « quantité » et les principes de son fonctionnement, gère largement le statut identitaire non pulsionnel du sujet. Je précise, au passage, que l'identitaire ne saurait être confondu avec le narcissique qui est par définition inscrit dans le « libidinal ». L'état d'ébranlement, initialement, je l'entendais comme un « scandale économique » concernant les systèmes psychiques supérieurs, au niveau de la défense essentiellement, à savoir un certain degré de *déliaison.* Aujourd'hui, je considère que le vacillement induit par la situation analytique (l'analyse de la résistance y participe pour une part, ne l'oublions pas) affecte non seulement le domaine psychosexuel, mais aussi et avant tout le *champ identitaire non pulsionnel et autoconservatif* ; un registre où il n'est pas encore question de plaisir mais de besoin à satisfaire ; une méconnaissance de cette distinction peut avoir de graves conséquences. D'éminents collègues m'interpellent un jour, troublés par le fait que leurs patients respectifs, étiquetés névrosés obsessionnels, avaient déclenché, l'un en cours d'analyse, l'autre à son achèvement, une sévère recto-colite hémorragique. L'obsession n'était rien d'autre qu'une superstructure fragile, cependant que l'essentiel de l'économie se jouait ailleurs, dans le registre identitaire non pulsionnel, là où règne encore le régime propre à une énergie « sans qualité ». Reconnaissons toutefois que la sensibilité à un tel statut de l'économie chez un analysant n'est pas affaire de décision. Cela implique déjà la présence chez l'analyste d'une tolérance suffisante à l'égard de son propre vacillement identitaire. Vous le rappelez. Mais alors, faudrait-il reconnaître que l'analyste se doit d'être doté de ce que d'aucuns prendraient pour une fragilité ? Vous y pensez et vous me suivez, je pense, quand je réponds affirmativement à la question, puisque la faculté (le talent ?) de se laisser ébranler dans ses fondements identitaires participe à l'accès à une modalité paradoxale de fonctionnement de l'esprit – pour moi et dans tout mon travail, une caractéristique basale. Que chez l'analyste, la liberté de se laisser déstabiliser puisse lui faire redouter un effondrement, cela ne se conçoit que trop bien. Mais, serait-il trop optimiste d'imaginer que, et en dépit de ce qu'il a vécu éventuellement dans la vie, son accès à la rêverie, au fonctionnement métaphorique vont le protéger, ou lui permettre de « rebondir » ?

De tout cela, la très remarquable et éclairante observation de votre « golden boy » est une illustration comme il n'est pas fréquent qu'on en rencontre dans la littérature analytique. L'analyste, en effet, ne se laisse pas souvent saisir par le vacillement identitaire que vous évoquez, ni envahir par cette détresse intense qui l'accompagne. Il lui est encore plus rarement donné de reconnaître dans cet émoi l'instrument d'une compréhension « quasi organique » de l'autre. Il vous fallait pouvoir, entendant le rêve de votre patient, éprouver la détresse profonde que vous dites, non pas éprouver, mais y *accéder,* comme à une vertu positive, en vous rendant sensible à une vérité profonde de l'autre. Ce que je veux encore souligner c'est le deuxième temps du phénomène lorsque, dans une sorte d'après coup, vous pouvez entendre que c'est vous qui « laissiez tomber votre patient dans l'escalier ». En cela, je verrais volontiers une conséquence à ce que j'appelle le « fonctionnement paradoxal » de l'esprit, soutenu par la faculté de se « dissoudre » dans l'autre et celle d'admettre que l'autre se dissolve en vous. Je comprends qu'à propos de ce mode de fonctionnement mental on puisse parler d'*identification projective*. On reconnaîtra néanmoins que l'identification projective vise le contrôle de l'objet ; ce qui ne correspond en aucune manière à notre *fonctionnement paradoxal*, une des conséquences naturelles (l'accompagnement) de l'effacement des frontières entre le Soi et le non-Soi à même de nous laisser entendre la voix d'un *statut primordial de l'être*.

Revenant à votre patient, je suis prêt à reconnaître qu'il appartient à cette catégorie de sujets chez lesquels on observe plutôt le phénomène de la *reduplication projective* que Pierre Marty, Christian David et moi avons décrit dans *L'investigation psychosomatique* (1963). Mais votre patient qui ne rêve pas a rêvé au moins une fois, et quel rêve ! C'est pourquoi, méfiant, tout comme vous, relativement aux classifications, et même à celle d'*opératoire* pour votre patient, je me prends à hésiter. Dans le livre que je viens de citer, ne rappelions-nous pas « qu'il était impossible qu'un être humain fût effectivement aussi plat et démuni que sa manière d'être tendait à le faire croire ». Certes, certes, mais on reconnaîtra tout de même, ultime retournement, que nombreux sont ceux qui demeurent à « des années lumière » de se demander, comme telle petite fille « philosophe » dont la mère me parlait, « pourquoi je suis moi ? ».

Plus loin, vous faites état de la « stupéfaction » éprouvée en constatant la coïncidence entre ce qui, pour moi, singularise certains patients aux portes de la mort et ce que *vous font vivre* des sujets allergiques en analyse. Il me semble qu'en parlant de sujets allergiques vous entendez les « grands allergiques naturels » décrits par Pierre Marty, avec leur singulière relation d'objet selon laquelle n'importe quel objet fait l'affaire, pour peu qu'il soit doté de caractéristiques maternelles non conflictuelles et parfaitement remplaçable par n'importe quoi : être humain, animal, objet, et quoi d'autre encore. Ce qui compte c'est que ledit objet, dans la réalité, puisse être suffisamment maternalisé. Or, chez le mourant, ce que j'ai été amené à observer – et à vivre – est sensiblement différent, puisqu'il est dépendant d'une « personne clé », nullement remplaçable. Pour lui, comme j'ai eu l'occasion de le voir, Pierre Marty avait pu, après la consultation, être remplacé par une grenouille ! En revanche, chez celui qui va mourir, l'analyste est devenu une personne clé, cependant qu'un déterminisme profond entraîne les protagonistes à travailler ensemble dans le registre de la mentalisation et de la subjectivation. Un homme, à quelques heures de sa mort, s'interrogeait avec moi sur le sens de ses dernières pensées consacrées au souvenir d'un soulier à boucle d'argent !

Vous abordez ensuite une bien épineuse question, celle de la naissance du psychisme. Il est clair que tant le cadre de votre propos que celui de ma réponse permettent seulement d'effleurer le sujet. Néanmoins, on ne saurait omettre de rappeler deux conceptions (à côté de bien d'autres sans doute) qui retiennent l'attention des plus nombreux auteurs, car les enjeux techniques, au niveau de la praxis, sont importants. Selon la première de ces conceptions dites freudiennes, c'est la notion de *négativité* qui serait déterminante en tant que source de l'activité fantasmatique. Selon la seconde, dite ferenczienne, interviendrait foncièrement la présence réelle de l'objet, avec ses qualités et « sa capacité de tenir l'enfant sans se laisser détruire ». Pour vous répondre, je me limiterai à deux remarques. Selon la première, il n'y aurait pas, à mes yeux, deux conceptions à proprement parler opposées l'une à l'autre, mais un *décalage temporel* dans leur mise en œuvre commune. La version « ferenczienne » dominerait d'abord, car la capacité de dire non, inscrite au sein de la négativité, est relativement tardive ; avant de s'affirmer, l'enfant doit d'abord survivre ! Selon la seconde remarque, une évidence, l'appareil psychique étant constamment en chantier, se construisant en fonctionnant au fil du temps dans ses multiples ministères dont la mémoire par exemple qui ne cesse d'évoluer, sa « naissance » – point d'origine – devient conjecturale. À moins de décider qu'elle correspond à ce moment aux limites larges et extensives où la pulsion est inventée par l'appareil psychique en train de s'inventer lui-même sous la pression de l'activité des zones érogènes. Mais, et c'est pesant, n'y a-t-il pas *du psychique* avant que ne se dégage une entité relativement intégrée et orientée vers l'objectalisation ? Dès lors, je ne pense pas que le fameux dispositif divan-fauteuil soit réservé aux seuls patients « freudiens ». Dans sa générosité, la nature, avec ses besoins vitaux, est toujours prête à se laisser séduire pour, même en prenant du retard, imaginer la pulsion. Encore faut-il que l'analyste soit disposé à s'adapter à la situation pour adopter une manière, par moments, inspirée par le souvenir de la « séduction maternelle » (J. Laplanche).

Je pense que ces dernières considérations fondent ce que j'appellerais cette problématisation du cadre analytique que vous mettez en place. Le cadre, une prison ? Ou bien condition d'une liberté ? Beaucoup va dépendre du psychanalyste, de sa disposition à se laisser « flotter », mais aussi de son degré d'accès à un fonctionnement en *identification primaire*. Sinon, comment pourrait-il distinguer un élémentaire bavard, pulsionnel, d'un agir, d'une mise en acte ne véhiculant aucun message et au service de la seule gestion d'un économique pur ? À cela j'ajouterai qu'une autre tâche incombe à l'analyste, celle de faire vivre, de protéger ce cadre analytique dont on a la surprise de constater qu'il a toutes les caractéristiques d'un être, d'un être vivant. Ainsi sommes-nous conduits à nous interroger sur les enjeux du travail entrepris. Vous vous demandez s'ils sont uniquement pulsionnels (pulsionnels sexuels). Assurément pas puisque l'« autoconservatif » – dans une acception rigoureusement métapsychologique – ne concerne strictement que le destin de l'organisme. Il y a donc bien d'autres enjeux, précisément d'ordre identitaire ; le « sexuel érotique » n'est là que potentiel, en attente d'être révélé. Et, pour répondre encore à votre question, une défaillance à ce niveau (répétons-le, celle de la séduction maternelle), n'autorisant pas l'accès au sexuel érotique, conduit à l'abîme, comme vous dites, ou à la mort immédiate. À ma « chimère psychologique » devrait répondre naturellement une « chimère identitaire » relative elle au statut fondamental de l'être, là où Éros proprement considéré n'a pas encore, ou suffisamment, la parole. Le cri précède le verbe et son écho ne cesse de se répercuter dans l'univers des sourires et des pleurs.

Après avoir relevé les si nombreux points où nos pensées respectives se rencontrent, découvrir enfin une divergence entre nous, et elle n'est pas des moindres puisqu'elle a trait à la reconnaissance de la notion de pulsion de mort. Vous y tenez, j'y suis opposé. Ce qui incite à la poursuite d'une réflexion radicale. Assurément, au cours de cette journée, on aura l'occasion de revenir sur la question. Je me limiterai donc aux deux points que vous évoquez. Tout d'abord, à l'inverse de ce qui est habituel, et même si les deux notions sont pratiquement contemporaines, la conception structurale de l'appareil psychique (Moi, Ça, Surmoi) n'exige nullement l'adoption de la pulsion de mort, dont le fondement théorique est la référence au phénomène clinique de la répétition (je ne dirais pas « Au-delà du principe de plaisir », mais plutôt « en deçà »). Deuxièmement, la nature et la place du *principe d'inertie*. Pour moi, ce principe ne saurait administrer une pulsion (terme que je réserve au psychosexuel objectal et narcissique), mais gérer le destin premier d'une énergie neutre, sans qualité, mais en attente d'être, en partie qualifiée, grâce à la séduction maternelle. C'est ainsi qu'il n'est nullement nécessaire, ni opportun, de faire intervenir une pulsion de mort, une force agissante, lorsque telle de mes patientes, dépersonnalisée, en pleine déréliction, parvient à murmurer : « Je suis un trou » et que je lui renvoie : « Un trou a des bords. » Avant d'évoquer les interprétations qu'on imagine, je prends en effet acte de l'identitaire non pulsionnel sexuel et je m'implique à ce niveau comme « une partie » d'elle. S'y ajoute, on l'aura entendu, le caractère « séducteur » d'une intervention condensée qui, endossant un rôle maternel séducteur, propose à la patiente d'engager un travail de « mentalisation » où le sexuel commencera de poindre, véritable évasion hors de l'identitaire abrupt avec son exigence de *besoins* à satisfaire, impérieusement, dans la répétition.

C'est à propos de tels sujets que je me suis demandé si on peut reconnaître en eux, comme vous y invitez, un « noyau psychotique » caché, non psychisé, pour les inclure dans ce champ nosographique que j'ai appelé « psychoses actuelles ». Je suis tenté de répondre par l'affirmative, même si le terme de *psychose,* prononcé sans qualificatifs, laisse entendre une appartenance à l'ordre psychosexuel qui n'est que potentielle... et encore. Noyau *potentiellement* psychotique donc... si tout va bien ! Si tout va bien, car le fonctionnement opératoire de la pensée qui caractérise ces « psychoses actuelles » froides ou blanches, non délirantes, accompagne les désorganisations somatiques les plus sévères et les dépressions essentielles sans objet.

Si on accepte que ces entités morbides ont, heureusement et pas trop rarement, des potentialités évolutives en direction du fonctionnement psychotique, à proprement parler, on peut effectivement en dire qu'elles sont, plutôt qu'un carrefour, une des portes de sortie de ce carrefour représenté par la dépersonnalisation. Un carrefour qui fait pendant à cet autre carrefour constitué par l'hystérie d'angoisse entre névroses actuelles et psychonévroses. Dès lors, pourquoi ne pas prendre, comme référence, le niveau de la mentalisation, sa qualité ?

À titre de conclusion, je viendrai avec vous souligner une fois encore la place que je réserve à l'« identitaire » que nous allons rencontrer à chaque pas aujourd'hui. À l'identitaire, à l'*être,* que je distingue de l'*existentiel* empli de fureurs anecdotiques. Il faudrait disposer de plusieurs oreilles pour, comme vous le dites, « laisser résonner en nous le plus intime de l'étranger ».

Les multiples tirages de soi
Répétition et identité dans l'œuvre de Michel de M'Uzan

DOMINIQUE SCARFONE

Une œuvre comme celle de Michel de M'Uzan inspire un immense respect. Patiemment tissée à partir d'une pratique, fidèlement fondée sur elle, cette œuvre de pensée s'impose à nous avec douceur et cependant avec une force de persuasion telle qu'on veut ne s'y introduire que pour en cueillir la sagesse clinique et théorique, en plus d'y admirer une écriture hors pair. Je crains donc que je ne débattrai pas avec Michel de M'Uzan pour lui exprimer des divergences, que je n'ai pas, mais dans l'espoir de parvenir à élaborer un point de vue qui prolonge un tant soit peu le sien.

Ce qui m'a toujours impressionné dans la pensée de Michel de M'Uzan, outre sa justesse conceptuelle et sa résonance clinique immédiate, c'est l'élégance. Par ce mot d'élégance, je n'entends pas seulement désigner l'élégance du style, proprement littéraire dans son cas, mais tout autant l'élégance de la pensée elle-même. Qualité assez rare, c'est l'élégance comme savent l'apprécier les mathématiciens : ce n'est pas seulement une qualité esthétique mais un gage supplémentaire de la justesse de la démonstration. Cette élégance théorique tient, entre autres, à la précision du langage et à la parcimonie conceptuelle. Il est clair que Michel de M'Uzan est, sur ce dernier point, un disciple de Guillaume d'Occam, même s'il nous aura légué au fil de l'œuvre un certain nombre de notions et de formes nouvelles de pensée psychanalytique. Cette élégance et cette parcimonie sont aussi le reflet d'une grande fidélité à la métapsychologie freudienne, fidélité qui ne l'empêche pas d'opérer des choix décisifs sur certains points clefs. Je n'ai pas besoin d'insister sur cet aspect : tout le monde sait, par exemple, où loge de M'Uzan sur la question de la pulsion de mort, alors même qu'il est un des auteurs utilisant de la manière la plus conséquente le point de vue économique de la métapsychologie, point de vue qui engage directement les notions de liaison et de déliaison.

La déliaison se présente dans la pensée de Michel de M'Uzan, non pour désigner des processus qui se voudraient inobservables, mais comme phénomène logé au plus près de faits psychiques vécus en séance. Vacillement identitaire, dérangement, dépersonnalisation, esclaves de la quantité, termes qui renvoient à d'autres, dont le spectre d'identité, la personne de moi-même, la chimère, le jumeau paraphrénique. Cette galaxie notionnelle gravite autour de l'économique et du travail de liaison et de déliaison de la quantité d'excitation. C'est, à n'en pas douter, l'approche psychosomatique qui aura sensibilisé le plus de M'Uzan à cet aspect de la métapsychologie, à moins évidemment que celui-ci ne l'ait conduit à celle-là. Ce qui importe, c'est que cette attention soutenue envers la quantité a été le ferment non seulement de l'ouverture d'un champ clinique particulier, mais aussi d'une contribution importante et originale à tout le corpus théorique psychanalytique. S'il n'en fallait qu'une illustration, il n'y a qu'à consulter le dernier chapitre de son plus récent livre, *Aux confins de l'identité* : pour un lecteur qui, suffisamment familier avec les travaux préalables de Michel de M'Uzan, se donne la peine d'y affronter un nécessaire schématisme, voilà couvert en quelques pages lumineuses tout le champ clinique et théorique de la psychanalyse. Ce qui s'y déploie s'appuie sur le socle d'une *nosographie psychanalytique* ; il faut noter ici que les deux termes de ce syntagme pèsent d'un même poids. *Nosographie,* pour désigner la liaison inextricable avec une clinique, mais nosographie qui n'a rien d'une banale classification ; *psychanalytique,* pour marquer que ce sont les considérations métapsychologiques qui permettent de situer les configurations psychiques et/ou somatiques localisables sur les axes de sa taxonomie. Un facteur décisif intervient constamment, le destin du quantitatif, selon que cette quantité d'excitation parvient ou non à acquérir ce que j'appellerais un « moment » pulsionnel.

J'emploie ce terme de « moment », emprunté à la mécanique classique et déjà utilisé par Freud pour parler de la « poussée » de la pulsion[1], à cause de sa capacité à désigner – en même temps que la « quantité de mouvement » comme énergie orientée vers un destin pulsionnel – tout aussi bien la dimension temporelle. Si l'on se reporte au dernier chapitre de *Aux confins de l'identité,* intitulé « Le développement identitaire : accomplissements et achoppements », et en particulier au deuxième tableau (fig. 1, ci-après), on notera que le pulsionnel n'y est pas présent dès le début : il fait son apparition en rapport avec la séduction et la spécification des zones érogènes qui s'ensuit.

1. S. Freud, « Pulsions et destin des pulsions », *OCF. P,* XIII, p. 169. Dans l'original allemand, Freud écrit « *Unter dem Drange eines Triebes versthet man dessen* motorische Moment, *die Summe von Kraft...* » (*GW,* X, p. 214). On a traduit « motorische Moment » par « facteur moteur », ce qui est tout à fait valable, mais vu le contexte où il est question de « forces », il n'eût pas été erroné de traduire par « *moment* moteur » au sens de la « quantité de mouvement » qu'en donne la physique.

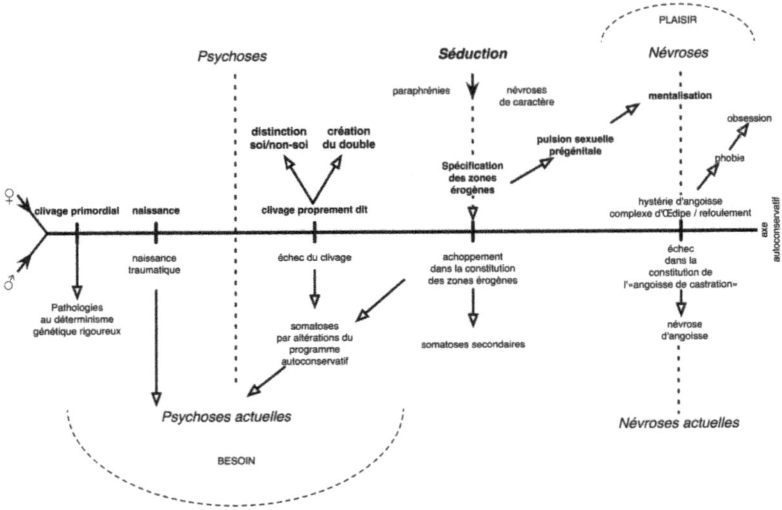

Figure 1
(correspondant au tableau 2, l'agrément modifié de De M'Uzan, 2005)

Ce surgissement à un « moment » spécifique, c'est ce que j'entends par l'aspect temporel. La conjugaison de la dimension temporelle avec la quantité dudit « moment », c'est, me semble-t-il, ce qui fera du développement identitaire le cadre référentiel en fonction duquel s'ordonne la pensée de la clinique et de la pratique en séance. Ainsi, l'ensemble notionnel que je disais à l'instant graviter autour de l'économique, s'articule de manière plus directement lisible autour de la problématique de l'identité.

Il n'est pas besoin d'insister sur le fait que la notion d'identité chez de M'Uzan est tout sauf statique, et qu'elle n'a rien pour conforter les champions de l'identitaire au sens social ou politique. Qu'on pense seulement à ce qu'il écrivait dans son précédent ouvrage, *La bouche de l'inconscient* : « S'il est vrai que l'homme n'aime que lui seul, j'ajouterai pour ma part qu'il ne peut être lui-même que s'il est en état d'englober ce qui n'est pas de lui et de laisser son narcissisme se dilater pour absorber les objets du monde, en d'autre termes s'il est capable de devenir aussi un autre. »[1] Or ce « devenir aussi un autre », dont il faut noter la portée éthique, a tout à la fois une portée pragmatique qu'il revient au travail de l'analyse de favoriser. Michel de M'Uzan a décrit mieux que je ne saurais le faire tout ce qui dans la séance contribue à cette possible « dilatation du narcissisme », à cette introjection ferenczienne, au « dérangement » sans lequel il n'y a pas de changement possible. Tout se passe, à première vue, comme si les ébranlements identitaires qui font apparaître la nécessité théorique d'un spectre d'identité étaient reliés essentiellement à la dimension économique : « Si je devais radicaliser ma position, écrit de M'Uzan, je verrais volontiers dans le remaniement permanent de l'énergie l'objectif fondamental du travail analytique. »[2] Mais cette radicalisation n'est que virtuelle : de M'Uzan sait très bien que nous ne travaillons pas avec la seule quantité, avec de pures énergies. Même dans « Les esclaves de la quantité », abordant les cas où la quantité d'excitation ne trouve pas d'ouverture du côté de la mentalisation, de M'Uzan, après avoir rappelé la définition économique du traumatisme, rappelle que « le phénomène est plus complexe qu'il n'y paraît »[3]. Il

1. Michel de M'Uzan, « La personne de moi-même », in *La bouche de l'inconscient,* Paris, Gallimard, 1994, p. 104.

2. *Op. cit.,* p. 93.

3. « Les esclaves de la quantité », in *La bouche de l'inconscient, op. cit.,* p. 159.

évoque alors les autres « ingrédients » de l'issue traumatique, notamment « soit une distorsion du pouvoir de différencier le dedans du dehors, soit au contraire une totale intolérance à la moindre indistinction, pourtant fonctionnelle, entre le Moi et le non-Moi »[1]. On voit donc la nécessité de ce que j'appelais à l'instant le « cadre référentiel », lieu où l'afflux de la quantité d'excitation trouve à se problématiser en termes de réussite ou d'échec, total ou partiel, de la *mentalisation*[2]. Ce lieu est un « cadre référentiel » parce que si, comme le souligne Laplanche, « toute topique est du Moi » et si par ailleurs le point de vue économique ne saurait être radicalement scindé des deux autres points de vue métapsychologiques, alors s'impose aisément la justesse d'approcher ces questions à partir de l'identité. Cadre identitaire qui cependant ne reconduit pas une « psychologie du Moi » ; bien au contraire, il aboutit à ce qu'il me vient d'appeler « l'inquiétude du Moi », ou mieux son « intranquillité », pour citer cet autre maître ès problématique identitaire qu'était Pessoa. À travers le travail analytique et l'œuvre de pensée que de M'Uzan a développés, c'est l'identité elle-même qui, de spectre en vacillement, devient pour ainsi dire *unheimliche.*

Michel de M'Uzan non seulement considère inévitable le vacillement identitaire, mais accueille même des états transitoires de dépersonnalisation comme condition de l'efficacité du travail en séance. On trouve dans le premier des tableaux placés au dernier chapitre de *Aux confins de l'identité* la dépersonnalisation comme un des

1. p. 160.

2. Faute de temps, je ne pourrai faire valoir ici le sens de ce terme central de *mentalisation* dont l'usage abondant dans les publications récentes, surtout de langue anglaise, ne me semble pas cueillir toute la richesse.

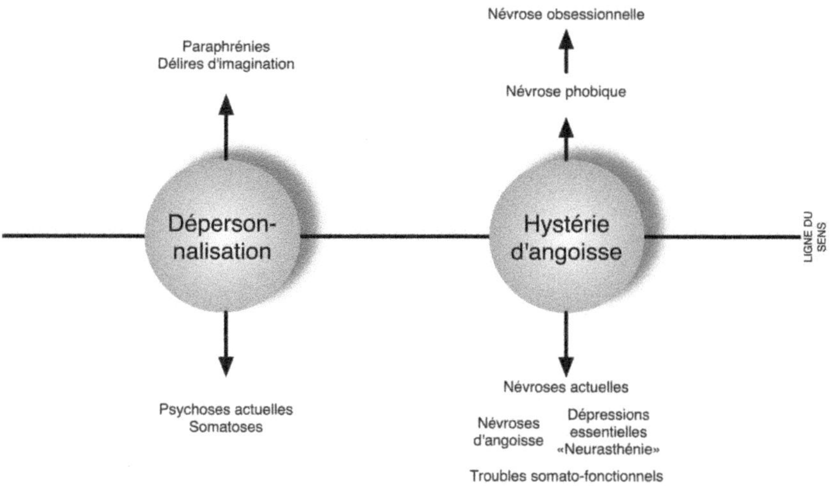

Figure 2
(correspondant au tableau 2, l'agrément modifié de De M'Uzan, 2005)

deux « états mentaux nucléaires », l'autre étant l'hystérie d'angoisse (voir fig. 2 ci-dessus).

Tout se passe donc comme si, entre ces deux noyaux centraux, pouvait s'opérer une oscillation métapsychologique, c'est-à-dire à la fois topique, dynamique et économique, oscillation qui, parvenue à un certain degré d'intensité, déstabilise suffisamment les structurations existantes pour rendre possible une mutation psychique. Il faut pour cela concevoir l'onde de ces intensités comme se déplaçant le long de la « ligne du sens » (selon le tableau 1) ou selon l'axe autoconservatif (selon le tableau 2), ligne et axe que l'on peut faire coïncider si l'on combine ces deux tableaux en un seul.

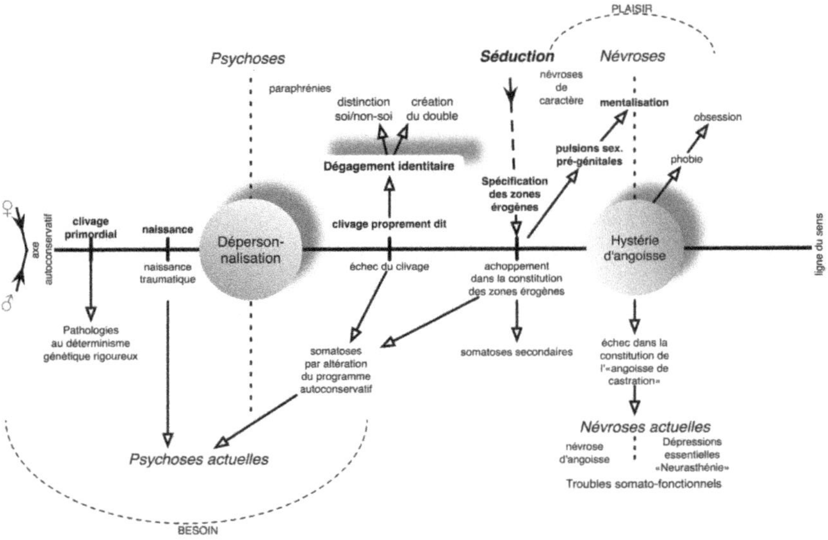

Figure 3
Intégration des tableaux 1 et 2

Les déplacements, régressifs ou progressifs, le long de ces axes peuvent atteindre et « activer » l'un ou l'autre des deux « états nucléaires » de la psyché. Ces états nucléaires ne constituent pas en eux-mêmes des structures psychiques, mais m'apparaissent comme les équivalents de ce qu'on appelle en chimie des « complexes activés », par définition instables et appelés à se stabiliser soit en retournant vers l'état antérieur, soit en évoluant vers une nouvelle structuration, stabilisation plus ou moins durable dans les deux cas. Ce qu'il faut noter c'est que ces deux états nucléaires, dépersonnalisation et hystérie d'angoisse, ne sont pas mutuellement exclusifs, mais sont appelés, dans le meilleur des cas à se succéder ; cependant, chacun de ces états impose à la psyché un type de tâche spécifique, situé de part et d'autre d'un marqueur déterminant : celui du « clivage proprement dit ». C'est un clivage qu'il ne faut pas confondre avec le mécanisme de défense du même nom. À ce propos, Michel de M'Uzan fait remarquer que « le clivage, dans son sens habituel, péjoratif, n'est que la dégradation qualitative d'un mécanisme essentiellement "physiologique" dont l'échec [...] peut avoir les conséquences les plus sévères »[1]. Le clivage proprement dit opère une différenciation psychique primordiale qui, quant à elle, constitue le « dégagement identitaire », c'est-à-dire d'une part la distinction Soi/non-Soi et d'autre part la création du double (distinction d'avec soi-même). C'est à ce double que nous nous attarderons désormais.

Ce double, il n'est pas d'emblée facile d'en admettre la réalité clinique et d'en saisir la fonction structurelle. Il faut croire que l'intranquillité que cause la série notionnelle introduite par de M'Uzan atteint, avec le jumeau paraphrénique, un niveau plus difficile encore à supporter. En ce qui me concerne, il m'a fallu tout à la fois réexaminer ma propre pratique et relire les écrits de Michel de M'Uzan pour intégrer cette nouvelle source de trouble dans mon identité théorique. C'est que, sans que je m'en rende compte, la notion de double, et plus encore celle de « paraphrénie », restaient cantonnées pour moi dans le champ de la psychopathologie entendue comme la collection des différentes formes de dysfonctionnement psychique. Mais de M'Uzan m'a fait me souvenir d'abord que, en toute logique freudienne, la psychopathologie n'est pas une inflexion à partir d'une

1. *Aux confins de l'identité*, p. 159.

droite ligne qui se nommerait normalité ; ensuite, que ces états mentaux nucléaires ne se conçoivent que dans l'après-coup, à partir des formes cliniques pour ainsi dire « cristallisées ». De sorte que la fonction et le statut du jumeau paraphrénique se sont laissés entrevoir beaucoup plus aisément, ne renvoyant ni au double de la dissociation, ni à une paraphrénie constituée, mais à une strate matricielle de la vie psychique dont la paraphrénie clinique et le double défensif ne seraient que des formes secondairement organisées.

Je situe donc ce double ou ce « jumeau » comme la contrepartie basale, ordinairement silencieuse, de l'organisation du Moi. Il ne résulte pas – ou du moins, pas directement – de la partition qu'opère le refoulement originaire, opérateur de la différenciation Moi/inconscient. Deux destins se dessinent ici. Le Moi qui se dégage de la distinction Soi/non-Soi est appelé à évoluer suivant l'ordre libidinal (narcissisme), alors que son « jumeau » se constitue comme une strate germinative de ce Moi, relevant de l'autoconservation et, pour cette raison, il doit, comme nous le verrons, rester en l'état.

Ce double a un langage dont de M'Uzan dit qu'il « est l'héritier de la lallation égotique des tout premiers temps de la vie et qu'il est destiné à affirmer sans frein une présence – tout comme avant la fin de la vie, le cri ultime d'une proie terrassée –, une manière de dire Moi et encore moi, à l'infini »[1]. Nous nous trouvons ainsi devant une sorte de pulsation préidentitaire : ce n'est pas encore l'identité proprement dite, mais une affirmation primordiale, répétée à l'infini : autant dire la *répétition de l'identique,* une des deux formes de répétition identifiées par

1. *Op. cit.,* p. 31-32.

Michel de M'Uzan en 1969 dans ce que je considère comme un de ses textes phares : « Le même et l'identique »[1]. Il convient, je crois, de noter que dans « répétition de l'identique », l'identique ne résulte pas d'une comparaison. En effet, il serait paradoxal de vouloir établir une identité absolue en comparant *deux* choses ou *deux* personnes, puisque s'il y a « deux », c'est qu'est admis d'avance un espace entre les termes de la comparaison ; dans ce cas l'identité totale ne peut être qu'abstraite du fait de ne pas insérer dans l'équation l'espace qui sépare les deux termes. Par conséquent, le jumeau paraphrénique relève de la répétition de l'identique, si l'on entend ce qu'il y a là d'*incomparable,* ce qui se répète à l'infini, affirmant « moi et encore moi », et qui donne à la notion de répétition le statut inquiétant entrevu par Freud dans *Au-delà du principe de plaisir,* répétition plus radicale que celle décrite en 1914. Par contraste avec cette répétition de l'identique, on aura compris que du côté du « Moi » se situe la *répétition du même,* puisque, nous le disions à l'instant, le Moi est appelé à évoluer à l'intérieur du cadre de référence identitaire. Nous retrouvons ainsi les deux sortes de répétition décrites par de M'Uzan dans son texte de 1969.

Je crois rester fidèle à la pensée de Michel de M'Uzan si je pose que le développement psychique s'amorce par la rencontre inaugurale de ces deux formes de répétition. Rencontre et non généalogie entre l'identique et le même ; rencontre au sein de la situation asymétrique mère-*infans* (ou adulte-*infans*) : du côté maternel, le même (le Moi) côtoie toujours déjà l'identique, le

1. Michel de M'Uzan, « Le même et l'identique », in *De l'art à la mort,* Paris, Gallimard, 1977.

recouvre, le masque de par l'existence d'un appareil psychique évolué, comportant langage et refoulement, entre autres choses. Du côté *infans,* il n'y aurait d'abord que la « lallation égotique » qui affirme à l'infini le « moi, moi, moi ». Affirmation primordiale, basale, dans une situation au sein de laquelle tout « baignerait », comme on dit communément, si seulement, et par l'absurde, l'objet secourable *(Nebenmensch)* se répétait lui aussi à l'identique. Nous posons cela *par l'absurde,* car il va de soi que si une telle situation se pouvait réellement, aucune différenciation psychique, aucun destin pulsionnel, aucune mentalisation ne s'ensuivrait. Or on sait que les choses ne se passent pas ainsi : d'abord éminemment stable, fiable, prévisible (surtout dans la phase intra-utérine et, quoique moins parfaitement, dans les premiers temps de la vie extra-utérine), le *Nebenmensch* se révèle bientôt changeant. Il y a bien un noyau fixe, mais celui-ci est recouvert par ses attributs, ou prédicats, par essence variables et qui, dès lors, ne permettent pas à la structure du Moi préréflexif de l'*infans* de retrouver les coordonnées exactes d'un ajustement autoconservatif parfait.

S'ouvrent ici des pistes conduisant à plusieurs facteurs décisifs dans la constitution de la psyché. Cela nous renvoie pour commencer à ce que Freud a postulé dès 1895, à plus d'un endroit dans le *Projet d'une psychologie,* lorsqu'il s'est attardé à la « pensée reproductive ». Il vaut la peine de nous y arrêter brièvement[1]. Nous sommes à la section 16 de la première partie du *Projet,* et Freud s'intéresse au jugement primaire. Il décrit la méca-

1. Pour ma part, je m'aperçois que je reviens souvent à ce modèle freudien ; répétition quand tu nous tiens !

nique qu'il a imaginée pour parvenir à... l'identité de perception – encore l'identité – je cite Freud :

« Le complexe de perception se décomposera, par la comparaison avec d'autres complexes de perception, en un constituant, un neurone *a* [...] qui le plus souvent reste le même, et en un second constituant, un neurone *b*, qui le plus souvent varie. La langue proposera plus tard pour cette décomposition le terme de *jugement*, et découvrira la ressemblance qui existe en fait entre le noyau du Moi et le constituant de perception constant, entre les investissements changeants dans le pallium et le constituant inconstant ; elle appellera le neurone *a* la *chose* et le neurone *b* son activité ou sa propriété, bref son prédicat. »[1]

J'ai cherché, mais n'ai pas trouvé, ce qui s'objecterait au fait de rapprocher le neurone *a*, constant, ainsi que le noyau du Moi correspondant, de la répétition de l'identique ; ni n'ai-je trouvé d'empêchement à voir dans le neurone *b*, ou prédicat, ainsi que dans les « investissements changeants dans le pallium » qui lui font écho, la répétition du même, c'est-à-dire cette forme de répétition qui comporte évolution, changement, élaboration, comme de M'Uzan l'a bien montré dans son texte de 1969 déjà cité. Il y aurait, bien entendu, des nuances à apporter, ne serait-ce que parce que nous avons affaire à des structures du vivant. On voit une sorte de figure chiasmatique de dessiner devant nous : l'identique du Moi indifférencié est troublé par le prédicat changeant de l'objet qui, de ce fait, ne lui donne pas accès à la retrouvaille de la *chose* identique à elle-même (identité de perception). La répétition du même... chez l'autre, semble rendre celui-ci problématique et impose l'exercice d'un *jugement*, mais dès le moment que ce jugement fonc-

1. S. Freud, « Projet pour une psychologie », in *Lettres à Wilhelm Fliess, 1887-1904*, Paris, PUF, 2006, p. 636.

tionne, la répétition du même s'installe chez l'*infans* également. Désormais c'est la *chose,* c'est-à-dire ce qui se répète à l'identique, qui deviendra de plus en plus étrangère puisqu'elle n'apparaîtra, si elle doit apparaître, qu'à la faveur d'une régression déstructurante à partir de la complexité psychique qui se sera élaborée peu à peu et aura conduit au sentiment même de soi.

Autrement dit, l'introduction de la différence permettra que s'éprouve à terme la joie du retour du même, alors que le retour de l'identique y substituera ou bien l'angoisse ou bien la dépersonnalisation, ramenant la psyché vers un des deux « complexes activés » ou états nucléaires dont nous avons parlé.

La subjectivation acquise progressivement à partir de cette rencontre du même et de l'identique, l'identité qui se construit chemin faisant, nous avons vu qu'elle suppose selon de M'Uzan un clivage qui n'est pas défense, mais différenciation permettant à la psyché de distinguer entre Moi et non-Moi d'une part, Moi et moi-même d'autre part. Nous retrouvons ainsi le jumeau paraphrénique dont il ne serait pas absurde, je crois – mais c'est une question que j'adresse à Michel de M'Uzan – de le voir comme ce « noyau du Moi » dont parle Freud dans le passage cité. Noyau pratiquement inaccessible une fois qu'il est recouvert par les attributs qui se déclinent en termes de « même ».

On s'en sera déjà rendu compte : l'élégance théorique dont je parlais au début se vérifie tout autant lorsqu'on rapproche entre elles des notions avancées par de M'Uzan qui à première vue sembleraient éloignées l'un de l'autre. C'est encore vrai lorsqu'on rapproche le jumeau paraphrénique et la façon qu'a Michel de M'Uzan de concevoir l'interprétation. Le lien sous-jacent, c'est la conception darwinienne du vivant qui ne se dément jamais dans ses écrits. Le jumeau paraphrénique, nous l'avons vu prendre un aspect moins étrange, du moins dans la théorie, s'il est vrai qu'il est ce double vital de notre Moi qui se constitue lors d'un clivage originaire. Ce double, nous l'avons rapproché du « noyau du Moi », sorte de part non évolutive, se répétant à l'identique et correspondant, du côté du Moi, à *la chose* au sein de l'objet. Du coup, *la chose* elle-même perd de son aura quelque peu ésotérique pour nous apparaître comme la part non évolutive, se répétant elle aussi à l'identique, au creux de l'objet. Il serait tentant de conclure que la *chose* équivaut au « jumeau paraphrénique » chez l'autre, et que, en retour, le jumeau paraphrénique correspond à la *chose* en moi. Si maintenant je me demande à quoi peut bien servir le maintien de cette part inaltérable en moi (ou du Moi-chose dans l'objet), je vois la réponse se dessiner presque d'elle-même sous mes yeux. Comment, en effet, pourrait-il y avoir changement, mutation, s'il ne persistait au plus secret de moi ce double inconnu, qui, non évolutif, se répétant à l'identique, constitue un point d'ancrage autour duquel il m'est possible d'osciller, de vaciller. *Chose* en moi, le jumeau paraphrénique, que j'ai fait équivaloir au noyau du Moi de l' « Esquisse », est une chose vivante et résistante, foncièrement autoconservative et ne disposant pas de la parole. C'est l'*infantia* dans sa forme la plus élémentaire, base autoconservative de tout ce qui viendra par la suite, et partie qui s'éteindra la dernière. La notion d'autoconservation en prend un tout autre sens : c'est ce qui permet à l'ensemble d'évoluer, de changer... tout en restant le même ! Un rapport nouveau se dessine aussi entre le même et l'identique, comparable au rapport entre psychonévrose et noyau de névrose actuelle, que de M'Uzan avait repéré chez Freud. De même, une solidarité très claire se révèle entre le jumeau paraphrénique et le vacillement identitaire, ces moments brefs de dépersonnalisation qui marquent certains moments féconds de l'analyse. L'interprétation vient ici jouer son rôle dans la mesure où, formulée de façon incomplète, au plus près du processus primaire, elle suscite une inquiétude objective, une intranquillité du Moi. L'interprétation, Michel de M'Uzan en parle également comme d'une chose vivante, résultant d'un processus de sélection darwinien dans la psyché de l'analyste. Nul doute que l'intranquillité qui en résulte n'apparaît que dans la mesure où le processus identitaire entre en résonance avec le mouvement de sélection darwinienne de l'interprétation. Troublé par le « dérangement » que procure l'interprétation, le Moi de l'analysant oscille plus fortement autour de son noyau fixe et peut même s'y replier comme sur un palier d'arrêt de la déliaison ainsi amorcée. Le jumeau paraphrénique me semble ainsi constituer une sorte de « matrice identitaire » à partir de laquelle intervient, chez l'analysant aussi, une sélection de type darwinien à propos du devenir psychique. Cela n'est pas sans évoquer le modèle de la conscience proposé par Daniel Dennett, appelé *« multiple drafts »,* c'est-à-dire « tirages multiples »[1]. Selon ce modèle, il n'y pas de phase conclusive à un état de conscience, pas de copie « au propre » ; toute expérience consciente est toujours une esquisse appelée à être remaniée du fait de l'arrivée de nouvelles perceptions. On pourrait, toutes proportions gardées, en dire autant du sentiment d'identité : il n'y a pas d'identité vraiment stable et finale mais une perpétuelle recomposition de celle-ci. Au fond cela n'a rien pour nous étonner, car c'est la condition de possibilité

1. Daniel Dennett, *Consciousness Explained,* Little Brown & Co., 1991, notamment le chap. 5.

qu'une analyse opère quelque changement. Couche générative pour de multiples tirages possibles des formes de l'identité, selon le mouvement progressif/régressif qu'impose la vie ou l'analyse, le jumeau paraphrénique est une sorte de substrat immobile, si l'on veut, sur lequel d'ailleurs, on l'aura peut-être remarqué, interviendra la séduction telle que théorisée par Laplanche. En effet, la variabilité des prédicats de l'objet qui obligent l'*infans* à opérer un jugement dans la recherche de l'identité de perception, ne fait-elle pas penser à autant de « messages » énigmatiques atteignant l'*infans* et lui imposant une intranquillité qui met en marche le refoulement originaire ? Voilà une autre articulation possible, mais que je suis contraint de laisser en suspens.

Réponse à Dominique Scarfone

MICHEL DE M'UZAN

Cher Dominique, avant de risquer des réponses suffisamment pertinentes aux questions que tu soulèves avec tant de précision, laisse-moi te dire combien m'est précieuse ta lecture si attentive et si généreuse de mes écrits. Notre longue fraternité, personnelle et professionnelle, offre assurément la meilleure chance à une réflexion sur les interrogations qui retiennent de notre part attention et perplexité. En t'entendant, je découvre nombre de commentaires à même de nourrir et d'enrichir mon travail, en me troublant parfois, en me contraignant également à un surcroît de rigueur. Sache aussi que je suis particulièrement sensible à ta remarque concernant ma fidélité à la métapsychologie freudienne.

Après avoir rappelé ton heureuse expression, ma « galaxie notionnelle », pour rassembler organiquement les idées que j'avance, tu as soutenu opportunément l'importance que j'attache à ce qu'on nomme le point de vue économique ; en d'autres termes, le destin de la « quantité », la quantité d'énergie. Il est effectivement possible qu'un de mes soucis, l'intégration du domaine dit « psychosomatique » dans le champ psychanalytique, y soit pour quelque chose. N'ai-je pas proposé, pour englober l'ensemble de l'observable dans un même tout nosographique, l'expression « psychosomatique psychanalytique » ? Je trouve donc particulièrement juste ton expression de *moment* pour définir une des étapes cruciales que franchit la quantité dans l'accomplissement de son destin naturel, à savoir l'avènement du pulsionnel, le pulsionnel *sexuel,* puisque, à mon sens, il n'est de pulsionnel que sexuel.

L'articulation explicite que tu détectes entre l'économique et l'identitaire constitue bien un ensemble notionnel fondamental (à condition, bien sûr, de distinguer l'identitaire du narcissique qui appartient à l'ordre psychosexuel). Il existe effectivement une sorte de parallélisme, ou mieux, une « intégration évolutive » entre, d'une part, le destin de l'énergie qui, partiellement, va gagner une qualification libidinale au sein d'un processus de mentalisation, d'objectalisation et, d'autre part, le devenir du statut identitaire initial essentiellement « égotique », en direction néanmoins d'une distinction suffisante, mais jamais complète, entre sujet et objet. L'accomplissement de ce destin ne se conçoit, il faut le souligner, qu'en fonction de sa subordination à la séduction maternelle. Je partage donc sans réserve, je le redis, les vues de Jean Laplanche, telles qu'exprimées dans ses *Nouveaux fondements pour la psychanalyse* (PUF, 1987). C'est cette séduction, exercée lors de soins adaptés aux rythmes du nourrisson et par la délivrance à son intention de messages maternels (comprenant leur fantasmatique inconsciente) à décoder, qui va provoquer la « germination » des zones érogènes sur l'autoconservation. L'activité de ces zones érogènes exige de l'appareil psychique un travail spécifique nommé *pulsion,* le pulsionnel sexuel. La notion d'identité, dont tu marques la place centrale qu'elle occupe dans ma réflexion, c'est avec pertinence que tu en soulignes qu'elle s'articule avec le destin de l'énergie et que le vacillement de son statut est une des conditions à même de permettre un changement, une *efficacité du travail en séance.* Le sentiment d'*inquiétante étrangeté* qui en procède parfois en pleine séance est pour le psychanalyste loin d'être inquiétant, encore que... C'est le lieu, le moment où le « potentiel » advient et où le Moi, le Soi se « complètent », pour ne pas dire s'enrichissent. Comme j'ai eu l'occasion de le dire, en particulier lors du congrès de la Fédération européenne de psychanalyse, à Athènes, en 2006, l'un des plus singuliers projets de la cure serait de permettre à l'analysant d'accéder à l'*inquiétude permanente* et à l'analyste, ajouterais-je pour lui-même, de ne pas perdre cette aptitude. De même, la traversée de phénomènes de dépersonnalisation ne serait pas, et loin de là, trop à redouter, surtout si l'on regarde au loin.

Accompagnant ton développement, je reprends ma mise en rapport de deux états nucléaires : la dépersonnalisation et l'hystérie d'angoisse, dont tu précises qu'ils sont le lieu d'une oscillation métapsychologique. Et comme tu fais allusion à mes tableaux figurant dans le dernier chapitre de mon livre *Aux confins de l'identité,* je te remercie de m'avoir suggéré d'inverser, dans le tableau I, sur l'axe autoconservatif, la place de l'hystérie d'angoisse et celle de la dépersonnalisation, la dépersonnalisation passant donc à gauche ; ce qui permet avec des transparents de superposer les deux tableaux.

Dépersonnalisation et hystérie d'angoisse, deux états dont tu dis qu'ils t'apparaissent correspondre à ce qu'en chimie on nomme des « complexes activés », foncièrement instables mais à même de se stabiliser plus ou moins durablement selon un mode progrédient ou regrédient. J'aime ta formule, à leur propos, de « complexes activés », même si l'hystérie d'angoisse occupe une place certes précaire dans la nosographie. Quant à la dépersonnalisation, le vocable en lui-même s'accorde mal avec l'idée de structure ! Serais-tu d'accord pour dire que « complexes suractivés » caractérisent la manière d'être dudit état, *dans la durée.* Ce qui me semble important à relever c'est que le devenir de ces deux états dépend – répétons-nous – des capacités fonctionnelles de l'appareil psychique en direction de la mentalisation de l'énergie ou, sous un autre angle, la richesse de son préconscient. Suffisamment efficientes, ces capacités vont conférer du sens à l'épreuve que constitue la dépersonnalisation et l'hystérie d'angoisse, en direction de la psychose (psychose paraphrénique) ou de la névrose (phobie, puis obsession). L'échec ou l'insuffisance de cette capacité oriente l'évolution de ces états, d'un côté, vers les psychoses actuelles ou psychoses froides et des troubles somatiques, et, de l'autre, vers les névroses actuelles, névroses d'angoisse, dépressions essentielles.

Contrairement à ce que tu avances – si je te comprends bien – je ne pense pas que les deux états nucléaires en question soient destinés à éventuellement se succéder. La rigueur théorique impose en effet de distinguer radicalement l'une de l'autre hystérie d'angoisse et dépersonnalisation, même si des phénomènes de dépersonnalisation peuvent survenir au cœur de l'hystérie d'angoisse (qui n'est pas la névrose d'angoisse, une névrose actuelle). Et pourtant, tu n'as pas tort, puisque effectivement, dans le cours même d'une séance, chez un névrotique l'aggravation de la régression peut laisser une certaine place à un *fonctionnement psychotique.* Quoi qu'il en soit, le clivage, mécanisme en fait au service de l'être et dont on ne reconnaît généralement que la version péjorative, je ne le vois guère intervenir dans la distinction entre les deux états en question. En revanche, il opère décisivement dans le dégagement de l'identité du sujet, au sein de la problématique identitaire.

Je comprends ton hésitation première à accepter ma notion de *jumeau paraphrénique*. Je m'explique brièvement. Avant de progresser dans l'acquisition d'une identité propre (une distinction suffisante entre le Moi et le non-Moi), le soi-même archaïque, sorte de *lieu* parcouru par d'énormes quantités d'énergie à décharger ou à lier, doit *d'abord se différencier d'avec lui-même*. Pour ce faire, l'être utilisant le mécanisme du clivage s'invente un double, matrice d'un *sujet transitionnel* que je nomme *jumeau paraphrénique*. Il ne m'a pas été facile, tu peux t'en douter, de dénommer le phénomène. L'expression *jumeau paraphrénique* m'est d'abord venue comme dans un texte littéraire. Il faut faire confiance à ce genre de chose. Et puis j'ai fait appel complémentairement et plus froidement à une notion plus familière, celle de *double*, pour orienter l'attention. Quant au clivage à l'œuvre dans l'opération en question, il faut en oublier, ici, sa réputation péjorative. Cela étant, l'expression *jumeau paraphrénique* peut effectivement troubler, à moins que l'on accepte l'existence d'un rapport particulier entre le registre de « l'identique » et une forme de langage observée dans les délires d'imagination. Je suis donc tout à fait disposé, pour désigner le double, le jumeau, à faire mienne ta formule de *strate matricielle de la vie psychique*, dont l'entité psychiatrique et le double défensif en seraient les formes secondairement organisées. Et puis, et ce n'est pas rien, le double, le jumeau paraphrénique sont, également, des nécessités théoriques.

Les risques de mécompréhension existent toutefois, puisque à mes yeux la distinction entre l'*identitaire*, relatif à l'être et à son développement dans le registre de l'autoconservation, et le narcissique, entièrement logé dans le psychosexuel, n'est pas toujours suffisamment reconnue. Cette précision est indispensable, puisque, quand j'utilise l'expression *autoconservation,* c'est aux fins de communication avec mes collègues, car j'ai en vue ce que je nomme un *programme de développement de l'être, d'essence génétique,* au service de sa protection, certes, mais comprenant aussi sa finitude prévue, inscrite dans une durée, sans autre intervention d'une quelconque *pulsion de mort.* Position conforme à ce que Freud pose d'abord dans le premier paragraphe du chapitre 6 d'*Au-delà du principe de plaisir,* et où il range la mort dans l'autoconservation.

Comme tu le dis, le refoulement originaire opère dans la différenciation Moi/inconscient, c'est-à-dire dans l'univers psychosexuel de la mentalisation, dans l'ordre libidinal narcissique. Aujourd'hui, je préciserais que le double, son « invention », est une des toutes premières opérations effectuées par l'appareil psychique et dont procède, avec un infime décalage, théoriquement indispensable, le jumeau paraphrénique, doté de ce langage que tu rappelles, la lallation égotique du nourrisson qui ne s'adresse qu'à lui-même, mais comprend, potentiellement, inscrite sur le programme, la capacité d'atteindre ce qui sera un objet, un *objet transitionnel,* quand il aura lui-même d'abord gagné le statut de *sujet transitionnel.* Je te suis donc quand tu parles de *pulsation préidentitaire.* Et si le double et le jumeau paraphrénique relèvent bien de la répétition de l'identique, ce dernier est prêt à lorgner en direction de la répétition du même. Ce dont je parle en différenciant chez A. Artaud, avec Gilles Deleuze, deux formes lexicales appartenant pourtant, également, au registre de l'identique. Deux formes lexicales, deux langages : l'un qui laisse entendre une déperdition d'être, accident dans une quête inéluctable d'identité affectée par les aléas du monde, mais encore étrangère à toute rencontre avec lui ; l'autre, celui du plus primordial, du jumeau paraphrénique, fait d'onomatopées proférées sans ruptures, fermé sur lui-même et correspondant, je le pense, à ces mots « déboîtés » dont parle Deleuze pour annoncer peut-être les mots « soufflés », moins étranges.

Répétition de l'identique, répétition du même, il y a bien rencontre, mais non filiation. C'est théoriquement indispensable... mais aussi observable cliniquement. Cela étant, l'idée d'une sorte de négociation entre les deux langages les exprimant n'est pas absurde. N'y a-t-il pas négociation entre l'ordre du besoin et celui du plaisir ? De toute manière, et pour y revenir, l'échec ou la carence de séduction maternelle expose le sujet à ce que s'affirme sans frein la répétition de l'identique, obstacle à un développement suffisant de la *mentalisation,* au sens entendu par l'École psychosomatique de Paris.

De prime abord, je le reconnais, m'a étonné le rapprochement que tu fais entre la distinction posée par Freud dans l' « Esquisse », entre les neurones *a,* immuables, et les neurones *b,* variants, et celle selon laquelle j'oppose *répétition de l'identique* et *répétition du même.* Compte tenu de l'écart existant entre le neuronal et le psychique, voire l'affectif, je t'accompagne. Que « mon jumeau » puisse être vu comme « noyau du Moi », pourquoi pas ? Reconnais cependant que ici la notion de *Moi* n'est pas dépourvue d'ambiguïté ! Cela étant, mon jumeau est prêt à être également engagé comme acteur et témoin d'une négociation entre la chose et son prédicat.

Sans cesse, dirais-je au passage, « je ne cesse » d'être dérangé, il me faut le reconnaître, et tout particulièrement à propos de la problématique identitaire, par le rapport entre continuité et discontinuité. Il me faut assumer en moi la coexistence de deux conceptions parfaitement contradictoires. Selon l'une, et à propos de n'importe quel objet, statut, phénomène, je tiens pour son développement selon une continuité rigoureuse (idéale ?), selon l'autre, je suis tout aussi fermement en faveur de leur développement discontinu, par mutations successives.

Chemin faisant, on constate que le mécanisme du clivage ne cesse d'être à l'œuvre, pour le pire parfois, mais aussi pour le meilleur, puisque, comme tu le notes, instrument de différenciation, il assure non seulement la distinction entre soi et non-soi, mais entre soi et soi-même. L'autre et le même ne sont pas loin. Enfin, je ne saurais clore ce chapitre sans faire état d'une conviction commune concernant l'importance cruciale de la perception dans le champ métapsychologique. Je me souviens même avoir une fois imaginé ce que serait une métapsychologie entée fondamentalement, primordialement, initialement sur la perception.

Le double, tel qu'issu d'un clivage originaire, le jumeau paraphrénique, sa manifestation corrélative, constituent bien la part non évolutive de l'être, sa « matrice originelle », pour reprendre ton heureuse expression. Ce que tu ajoutes, c'est que cette part non évolutive – à voir peut-être comme noyau du Moi – se retrouve à l'identique dans l'objet, chez l'autre. Voilà ce qui éclaire les fondements de ce mécanisme, la *reduplication projective* selon laquelle le patient psychosomatique grave ne peut concevoir l'autre comme différent de lui-même, et qu'avec P. Marty et Ch. David nous avions isolé dans *L'investigation psychosomatique* (1963), travail que j'ai évoqué dans ma réponse à Jacques Press. Le jumeau paraphrénique, part donc non évolutive chez le sujet et dans l'objet, c'est concrètement observable et, tu en fais état, répond à ce que je nommerais une nécessité théorique (encore une fois), puisque sans cette « fixité de repère » on ne pourrait légitimement rendre compte du moindre changement. Cela étant, si le double non évolutif est bien ce point d'ancrage dans l'autoconservatif qui, je ne dirais pas, ne dispose pas de la parole, mais seulement d'un pseudo-langage parfaitement égoïste (les mots « déboîtés » de Deleuze surtout), létal héritier de la lallation égotique du nourrisson, le statut de ce double, cet être, peut osciller, vaciller – tu le rappelles. Là encore, ne serait-il pas possible d'inscrire cette situation dans le cadre de la problématique générale que j'ai évoquée il y a un instant, et qui met en rapport continuité et discontinuité ?

J'en viens au dernier point que tu soulèves. Il s'agit du principe qui oriente, organise l'activité du jumeau paraphrénique, cette « matrice originaire ». J'ai été heureux de t'entendre reconnaître avec moi le rôle de la sélection darwinienne. Position parfaitement défendable dans la mesure où nous avons affaire avec du vivant. Du vivant dont l'empire ne cesse de s'étendre puisque les recherches les plus récentes soutiennent le caractère incertain, flou et aléatoire des frontières entre l'inerte et le vivant, comme on peut l'observer chez les virus. Je confère donc ce statut de « vivant » à ce qui n'est pas communément admis, mais aussi à la séance analytique, et même à l'interprétation ! Je me suis largement expliqué sur la question dans un texte intitulé « Interprétation et mémoire »[1].

Il me faut, cher Dominique, te remercier une fois encore pour tout ce que tu as fait résonner en moi.

1. In *La bouche de l'inconscient,* Paris, Gallimard, 1994.

Enchaînés à la qualité Le psychanalyste, le paraphrène et le théâtre

LAURENCE KAHN

Être le plus étranger à soi-même, repousser autant que faire se peut l'intraitable : tâche impossible, tâche nécessaire. Le projet de votre œuvre, cher Michel de M'Uzan, est bien de se tenir sur cette lisière, condition de la créativité de l'analyse et de sa théorie. Pour soutenir l'instable, vous faites des processus dits « limite » et des fonctionnements paradoxaux la zone où se forge le plus fécond de la pratique, et considérez certains mécanismes archaïques sous le jour des fondements mêmes de la vie psychique. On se dit à vous lire que l'analyste inventif est bien celui qui, comme l'artiste, saura faire fructifier « la maladie permanente de l'esprit »[1]. Ces positions vous ont conduit à constamment cheminer auprès des poètes : votre *Anthologie du délire* en témoignait dès 1956 ; votre référence à Artaud dans « Le jumeau paraphrénique » le confirme encore.

Au centre de cette position, on vous a vu articuler, de proche en proche et de plus en plus précisément, la question du narcissisme et celle du quantitatif. Ce que Murielle Gagnebin, dans le livre qu'elle vous a consacré,

1. M. de M'Uzan, « Les yeux de Chimène », in *Aux confins de l'identité*, Paris, Gallimard, 2005, p. 68.

a appelé votre « éthique du bouleversement », vous a amené à donner une valeur considérable au trouble identitaire. Or celui-ci est partie prenante de la « dynamique du séisme », formée par les ébranlements économiques hors desquels on ne saurait concevoir de transformation psychique en profondeur. La déliaison est cela seul qui permet l'investissement de nouvelles zones psychiques, et son action s'effectue dans le champ infiniment mobile de ce que vous avez nommé le « spectre d'identité ». Parce que « le Moi, en partie perdu dans les images des objets qu'il investit, ne peut accéder à une pleine identité », et que, entre les deux ordres, Moi et non-Moi, il n'y a pas à proprement parler de frontière[1], vous développez une théorie de la pratique analytique où prédomine un état perpétuellement oscillatoire de la vie psychique qui ne peut se comprendre sans l'introduction de la donnée économique.

Dès *Expérience de l'inconscient,* publié en 1967, vous soutenez la prévalence de l'économique dans les remaniements psychiques, et signalez le risque de traiter l'existence de l'inconscient comme un objet connu, similaire à d'autres objets de la pensée[2]. Contre le danger d'une telle « connaissance » – laquelle menace toujours de faire le lit de la résistance – vous définissez les divers temps du trouble transitoire grâce auquel émergent le plus insolite et le plus productif de l'association et de l'interprétation. Trouble transitoire ou trouble persistant, car c'est bien de la perduration relative du dérèglement des processus secondaires que vous tirez l'espoir que les analyses incomplètes et inachevées – celles qui n'ont pas abouti à

1. M. de M'Uzan, *De l'art à la mort,* Paris, Gallimard, 1977, p. 162-163.
2. *De l'art à la mort,* p. 41 puis p. 47, ainsi que *Aux confins de l'identité,* p. 70.

la réinstauration d'un état d'équilibre par trop fixé – épargnent aux représentations du sujet de se domestiquer, de s'obsessionnaliser, de perdre leur folie originelle. « Un poète du paradoxe » : ainsi nommez-vous celui qui ne renonce jamais à être suffisamment fou pour inventer. Un poète qui ne recule pas devant la métaphore la plus étrange, impulsée par la régression formelle, et qui ne craint pas la répétition, refusant sa « connotation péjorative », quand celle-ci ouvre à une constante réélaboration, sous le coup des bouleversements infligés tant par les événements externes que par la vie interne.

Et, d'ailleurs, c'est bien des valeurs distinctes de la répétition, en regard des diverses valences du quantitatif, que vous tirez le premier doute concernant la validité du recours à la pulsion de mort. Le concept de quantité vous paraît, en effet, amplement suffisant pour rendre compte des modes de fonctionnement, même les plus destructeurs, de l'appareil psychique. Mais une telle position contient un paradoxe que non seulement vous n'esquivez pas mais que vous soutenez résolument : *comment* et *pourquoi,* lorsque l'on place au centre de la pratique analytique la référence économique, récuser le noyau dur de la seconde topique, entièrement centrée sur la compulsion de répétition, pulsion de mort comprise[1] ?

Au *pourquoi,* vous donnez plusieurs réponses. Seule la première topique, selon vous, permet de rendre compte dans le détail des spécificités du jeu intrapsychique. Dans « Le même et l'identique » et « Les esclaves de la quantité », vous dépliez votre argumentation, et la poursuivez jusque dans *Aux confins de l'identité.* Fermement, vous soutenez l'hypothèse que la répétition peut être de deux

1. *Aux confins de l'identité,* p. 119.

ordres selon qu'elle relève du *même* ou de l'*identique,* c'est-à-dire selon qu'elle est commandée par la similitude du *même* ou le parfaitement semblable de l'*identique.* Dans le premier cas, en effet, le *même* demeure pris dans le mouvement des transformations et déformations autour desquelles s'organisent la redistribution des représentations et la continuelle réélaboration du passé. Non seulement le rôle du fantasme mais la capacité de dramatisation sont ici déterminants quant à la mutation des formes expressives produites par la compulsion de répétition[1]. Dans le second cas, au contraire, l'*identique* indique une élaboration défaillante de ce remodelage constant du passé, à la mesure de l'inaptitude de l'énergie psychique à rejoindre un complexe de représentations et à s'y tenir un temps suffisant pour que le processus de dramatisation puisse s'effectuer. Cette défaillance, c'est à la mutation des caractéristiques énergétiques (et non à l'intervention d'une autre forme d'énergie telle que la pulsion de mort) que vous l'imputez, la tendance de la pulsion à s'orienter vers une décharge massive et immédiate tenant essentiellement à l'insuffisance, voire à l'absence des fixations : d'où l'extrême « fluidité » de l'énergie psychique ; d'où également le besoin violent et immuable du retour, toujours identique, à une décharge tendant vers le zéro. Rien d'étonnant par conséquent si un tel mouvement rétrograde de décharge a été mis au compte d'un instinct de mort, l'absence totale d'excitation qui en résulte équivalant à l'absence de vie[2].

Ce que confirme le fait que, dans ces cas où la décharge s'offre comme seule solution à un appareil psychique démuni, on constate combien la référence au fan-

1. *De l'art à la mort,* p. 85, puis p. 88-90.
2. *La bouche de l'inconscient,* Paris, Gallimard, 1994, p. 163.

tasme et « au sens de l'acte » est vaine, quelle que soit l'apparente sophistication du montage pour l'obtenir[1]. On a affaire ici, dites-vous, à un Ça dénudé, lequel ne peut se confondre avec l'inconscient. Un Ça qui, sous le coup d'un débordement quantitatif massif, a été entravé dans la constitution même des fonctions inconscientes de symbolisation. C'est cette mutilation qui assujettit la vie psychique à l'esclavage de la quantité. C'est elle qui vous fait écrire : « La quantité c'est le destin » lorsque cette quantité se constitue en trauma véritable[2].

À la question du pourquoi, vous répondez donc *in fine* par le trauma. Et celui-ci, dont le paradigme est le traumatisme de la naissance, s'inscrit en dernière instance dans un « programme » organique. Dans un premier temps, vous vous êtes référé au programme dont est doté le petit humain pour supporter l'extrême violence de la naissance jusqu'au point de décharge du premier cri. Quand les quantités d'excitation ont été si énormes que ce programme est excédé, la sidération s'ensuit, qui interdit à l'angoisse et à son alarme de fonctionner comme base des dégagements ultérieurs – toute excitation atteignant un certain niveau tendant à reproduire la situation originelle. Dans « Les esclaves de la quantité », ce débordement énergétique est donc rapporté à l'*instinct biologique,* qui, écriviez-vous, « si tant est que l'on retienne cette notion, est hors d'état d'être pris en charge par l'appareil psychique pour devenir pulsion »[3]. Mais dès « Le

1. Ainsi, à propos du « cas de masochisme pervers », est-il précisé que le sexe ici n'est pas la cause de l'excitation, mais seulement l'instrument privilégié de la décharge (« Les esclaves de la quantité », *La bouche de l'inconscient,* p. 160).

2. *De l'art à la mort,* p. 91 ; *La bouche de l'inconscient,* p. 159-161.

3. *La bouche de l'inconscient,* p. 163.

même et l'identique »[1], elle était articulée au noyau de névrose actuelle qui tapisse le fond de nos vies psychiques, conséquence inéluctable de l'excès d'excitation auquel est soumis tout nourrisson à la naissance. Cette donnée intrinsèque de la vie psychique, quand bien même elle demeure en général à l'état virtuel, porterait en germe l'asservissement à la quantité.

Or dans les textes plus récents, en particulier ceux publiés dans *Aux confins de l'identité,* c'est cette énergie sans qualité qui elle-même se spécifie en se différenciant. Vous en venez, en effet, à distinguer clairement dans « Le facteur actuel » deux modalités de l'excitation. La première a sa source dans l'énergie libidinale qui, en se déqualifiant, devient l'énergie agissante dans les névroses actuelles proprement dites. La seconde, énergie sans qualité mais sans lien non plus avec la libido, procède des pulsions du Moi. Au service de l'autoconservation, c'est grâce à elle que se maintient et se régule le fonctionnement physiologique de l'individu. L'hypothèse que vous formez est que, de même que l'énergie en jeu dans les névroses actuelles résulte d'une dégradation de l'énergie libidinale, de même cette énergie actuelle au service de l'autoconservation peut se dégrader. De cette dégradation découlerait l'anarchie, voire la désintégration des modalités fonctionnelles, l'énergie de l'autoconservation étant alors, elle aussi, soumise à la tyrannie de la quantité[2].

La place faite au programme biologique – ce « programme général de création, de développement et de préservation » de l'être humain – se trouve donc renforcé, en même temps que se précise le statut de l'être

1. *De l'art à la mort,* p. 93-97.

2. « À l'horizon : le "facteur actuel" », in *Aux confins de l'identité,* p. 113-122.

primordial – lequel, avant toute distinction entre le dedans et le dehors, avant toute relation aux prémices d'un objet, est placé sous la domination quantitative de cette énergie autoconservatrice[1].

Mais si l'hypothèse de la dégradation des pulsions du Moi vous permet d'expliquer l'issue, comme « à tombeau ouvert », de la décharge totale, de l'accident somatique ou du passage à l'acte d'un couteau dans la poitrine, il me semble qu'elle fait beaucoup plus que cela. Car elle vous permet aussi (à rebours des processus de déqualification) d'aborder frontalement la question inverse du passage de la quantité à la qualité : comment s'est opérée la première qualification ? Comment s'est forgée la préforme qualitative de l'identité ? C'est là que le paraphrène et son poète jouent leur partie.

Cher Michel de M'Uzan, vous êtes un conteur admirable ; et la vie, sous votre plume, s'anime de tout son poids de théorie vivante. Ainsi, de la « femme au couteau », tirez-vous la magnifique invention de nos commencements, et l'on y voit la confiance absolue que vous faites à la création, lorsque le réalisme psychique s'enracine dans le terreau de l'événement, de sa perception et de son élaboration. À vous lire, on se dit qu'il suffirait d'observer : observer par exemple, « dans sa toute première manifestation pathologique », l'échec du clivage originel, lorsque, telle une lame ébréchée, il déchire l'être primordial au lieu d'opérer sa division en deux parties égales et gémellaires – lesquelles, par la suite, auraient été à même d'engager un dialogue inaugural[2].

Car telle est bien l'audace de votre position que, à mi-chemin entre le vécu et la création du vécu, vous saisissez

1. *Aux confins de l'identité,* en particulier p. 23-25, puis p. 92.
2. *Aux confins de l'identité,* p. 98.

ou bâtissez l'insaisissable. Ainsi, l'action élémentaire (au rôle absolu et quasi physiologique, dites-vous) par laquelle le clivage permet la création d'un jumeau, ce mécanisme simple et violent grâce auquel l'être primordial parvient à s'extraire du chaos énergétique des premiers temps en s'adossant au double de lui-même, ouvrent-ils à la compréhension de la toute première formation du Moi. Créateur d'une première différenciation entre soi-même et son double, précurseur des séparations ultérieures entre le Moi et le non-Moi (au sein même du Moi), il est non seulement le premier régulateur de la tendance à la décharge, mais il définit aussi le processus par lequel les énormes quantités d'énergies initiales parviennent à s'articuler en une toute première qualification. La qualification, grâce à l'idiome identitaire, de ce qui n'est originairement que quantité est la « trouvaille » fabuleuse d'un soi-même archaïque qui, avant même d'être un « sujet transitionnel »[1], pose les bases d'un futur « travail de personnation ».

Ce faisant, vous ne répondez pas au désir de donner une vision génétique de l'appareil psychique et de sa naissance. Vous cherchez à vous approcher au plus près d'un acte que vous construisez à partir des effets produits lorsque cet acte a fait défaut : là où l'esprit paraît démuni du pouvoir de la fable, du fantasme et du symptôme ; là où la violence est l'ultime recours pour ceux qui n'ont pu ou su apprendre simultanément à penser, rêver et agir ; là où la folie elle-même échoue à inventer des images insensées, qui seraient pourtant de véritables solutions ; bref, là où la défense est désespérée. Autant de faits psychiques que vous observez dans la pratique et qui vous

1. M. de M'Uzan, « Séparation et identité », in *Aux confins de l'identité*, p. 124 sq., puis p. 96.

amènent à inférer le scénario de ces commencements, quand toute possibilité de « dramatisation » – et le dialogue inaugural entre le soi-même et son double en est bien le tout premier maillon – quand toute possibilité de « dramatisation », donc, paraît avoir été arasée.

C'est sur la question de la dramatisation que je voudrais précisément m'arrêter. Car c'est en ce point, me semble-t-il, que s'ajointent la productivité de la fable dans la vie psychique et la puissance de la fable dans votre construction. Que serait, en effet, « le facteur actuel » sans votre capacité à vous de dramatiser la vie psychique ? sans votre disposition à construire la scène sur laquelle les personnages pulsionnels trouvent justement leurs premières qualités ? Hors cette fable, la quantité sans la qualité est-elle réellement observable, y compris à travers la description de l'acte brut de « la femme au couteau » ?

Murielle Gagnebin, dans son livre portant sur votre œuvre, a effectué le relevé extrêmement précis et fort éclairant de la connivence très profonde qui toujours s'établit entre votre liberté théorique et la dramaturgie théâtrale[1]. La mise en scène, les personnages, les masques, les dialogues, la chimère et le schème de travail qui sont des « personnes », et « la personne de moi-même » assimilée au chœur antique, autant d'éléments qu'elle relève soigneusement et qu'à certains égards, je retrouve dans les récits cliniques et théoriques que vous bâtissez autour du jumeau paraphrénique ou de « la femme au couteau ». Et que vous affirmez, d'ailleurs, lorsque vous en appelez à cet « autre travail » qui, pour comprendre, doit inventer non pas le passé de cette femme puisque, en vérité, la tâche est impossible. Comme elle lui a été impossible

1. M. Gagnebin, « De l'alibi romanesque à la dramaturgie théâtrale », in *Michel de M'Uzan*, Paris, PUF, 1996, p. 58-62.

– elle « qui, dans le très lointain de son existence, a sans doute rencontré l'événement sauvage qui a blessé à mort le talent pour écrire et réécrire, jour après jour, le "passé du lendemain" »[1]. À ce point où il n'y a plus d'histoire mais seulement le déferlement de la démesure quantitative, l'invention de l'en-deçà doit être, selon vous, théorique. Elle sera la forme donnée à ce qui précisément échappe à toute forme. Elle sera le théâtre de cette séparation originelle, en tant que, dans ces cas, elle n'a pas eu lieu, en tant qu'elle a échoué à donner une alternative à la fureur et au cri.

Je voudrais m'arrêter en ce point et repartir de la question de Gilles Deleuze à propos de la peinture de Francis Bacon : « Comment peindre le cri ? » Comment « non pas reproduire les formes, mais capter les forces » ? Comment la musique rend-elle sonores les forces insonores ? la peinture, visibles, les forces invisibles ? Comment le théâtre de Artaud parvient-il à révéler les cris-souffles à l'état de langage ?[2] Comment les forces élémentaires que sont la pression, l'inertie, la pesanteur, l'attraction, la gravitation, la germination pourront-elles être restituées par des moyens non ressemblants ? Car telle est bien la difficulté, que, ici, nous ne nous déplaçons pas dans le champ de la métaphore. Ce me semble d'ailleurs le motif essentiel pour lequel, lorsqu'il s'agit de saisir « l'entremonde qui échappe aux catégories de l'entendement », lorsqu'il s'agit de ressaisir la forme de l'informe, ce n'est pas à l'art poétique, mais à Paulhan ou à Artaud que vous vous référez. À Paulhan et son éloge de « L'art informel »,

1. M. de M'Uzan, « Urgence et destin », in *Aux confins de l'identité,* p. 91-99.

2. G. Deleuze, *Francis Bacon ; Logique de la sensation,* Paris, Éd. de la Différence, 1981, en particulier p. 29, 39, 42, 74.

nom qu'il donne à l'art abstrait quand les peintres semblent, hors toute figuration, « laisser passer sans retouches les avertissements qu'[ils] reçoiv[ent] du monde »[1], et que leurs tableaux tentent d'approcher cet objet, autre, mystérieux, sans pouvoir tout à fait le cerner[2]. Leurs œuvres exigent alors du spectateur qu'il se « prive des idées », afin d'épouser le rythme, les chocs, cette accumulation patiente de « failles et de brindilles et de remparts de brisure », destinée à approcher le secret de ce *rien,* de ce *non* opposé à la raison.

Ou bien vous vous référez à Artaud, qui, au plus près de ce que vous cherchez, écrivait dans *Position de la chair* : « Ces forces informulées qui m'assiègent, il faudra bien un jour que ma raison les accueille, qu'elles s'installent à la place de la haute pensée, ces forces qui du dehors ont la forme d'un cri. Il y a des cris intellectuels, des cris qui proviennent de la *finesse* des moelles. C'est cela, moi, que j'appelle la chair. Je ne sépare pas ma pensée de ma vie. Je refais à chacune des vibrations de ma langue tous les chemins de ma pensée dans ma chair. »[3]

C'est avec ces créateurs, ceux-là parmi d'autres, que vous vous avancez au devant de ce « vrai au-delà du vrai »[4] que figurations et métaphores manquent pareillement. Mais ces œuvres témoignent-elles pour autant de l'informe ? J'accorde sans peine que nous sommes bien, là, dans l'espace où « la nuit est au plus près ». Mais le tribut payé à la qualité sensible n'est-il pas majeur, quand bien

1. J. Paulhan, *L'art informel, éloge,* in *Œuvres complètes,* Paris, Cercle du livre précieux, 1970, t. V, p. 239-257.

2. J. Paulhan, *op. cit.,* p. 241, ainsi que M. de M'Uzan, « De l'informe avant toute chose... », in *Aux confins de l'identité,* p. 100-108.

3. A. Artaud, *Œuvres complètes,* t. I★★, Paris, Gallimard, 1976, p. 50.

4. J. Paulhan, *L'art informel, éloge, op. cit.,* p. 254-256.

même ces artistes placent au centre de leur création le lieu opaque de « zones sans identité, ou choses, ou fonctions » ? N'est-ce pas précisément ce tribut qui fait dire *in fine* à Paulhan que le mot « informel » dit aussi bien « formel » ? Si mystérieux soit l'objet visé, il reçoit néanmoins toujours une forme dans l'art, qui est rythme, densité, différences de valeurs, « lumière comme déploiement de l'énergie » – ce qu'écrivait Klee dans son journal[1]. La forme de l'objet sans forme est dans ces cas faite d'écarts : tels ceux que Boulez décrit à propos de la création extrêmement minutieuse de ses fonds par Klee – « des fonds extraordinairement amorphes », « sans directionnalité », sur lesquels peut se dégager la dynamique. Et de la même manière, que faire de la « transgression délibérée » grâce à laquelle l'artiste détruit les rigidités du système, et « crée cette sorte d'imperfection, de gaucherie si nécessaire pour produire la vie »[2] ? J'insiste sur le caractère délibéré de la transgression, car vient toujours le moment de l'intention dans la création de la forme artistique – fût-ce celle qui vise ce qui nous « échappe ».

Je sais que, faisant appel à Paulhan, vous soulignez que le statut de ce *rien,* de ce *non,* de ce *non-être* n'est pas confondable avec le manque à être, que le travail de l'informe est du côté de la vie[3]. « L'effacement de la frontière entre l'air et la chair » ne renvoie pas, pour vous, au vide, à moins qu'on le compare au vide quantique, saturé d'énergies et matrice de l'univers. Mais même cette analogie ne nous épargne pas la complication de la forme car, vous dirait un physicien, la fluctuation du vide quan-

1. P. Klee, *Journal,* Paris, Grasset, 1959, p. 244-245.

2. P. Boulez, *Le pays fertile ; Paul Klee,* Paris, Gallimard, 1989, p. 166-168 ainsi que p. 126-128.

3. M. de M'Uzan, *Aux confins de l'identité,* p. 109, puis p. 9 et 21.

tique, l'énergie dite « sombre » en ont une, calculée, qui a la forme symbolique d'une équation ou de la somme des équations qui ont d'abord permis de l'inférer.

Ne sommes-nous pas, de la même manière, condamnés à inférer la quantité sans la qualité ? À ne faire que l'inférer, enchaînés que nous sommes aux perceptions qualitatives ? Ainsi la substance informe, ou bien le fluide, ou bien le fond indéterminé[1], ces zones « dépourvues de confins » s'imposent à vous fortement médiatisées par des figures : telles les « métaphores liquidiennes » qui ouvrent à un pan du transfert de ce patient au bord de la mort, lorsque surgit le « fantasme » – le terme est de vous – d'une « substance à qui il appartiendrait de s'introduire chez l'autre [...] en se glissant sous la peau, pour s'y répandre et attendre que l'on puisse s'y dissoudre » ; ou bien tel le fantasme – le mot est encore de vous – de cette jeune femme, « selon lequel ses parents [...] introduisaient en elle, sur un mode quasi transfusionnel, des liquides visqueux et colorés puisés dans de grands tubes ». Même lorsque, aux prémices de la mort, s'instaure « un point de rencontre électif avec l'informe », le magma sans qualité, porteur en germe de l'élan des créations qualitatives, ne résiste-t-il pas en tant que tel à toute prise hors celle permise par la figure (et je ne parle pas ici de figuration) ?

Fardeau du langage, pourrions-nous dire. Ou bien infirmité du langage, qui nous contraint, pour exprimer l'imprécisable, à recourir sans cesse à la préposition de l'absence. Vous-même soulignez fortement le « sans ceci » ou le « sans cela » requis pour exposer le « cela » d'un *lieu,* qui n'est pas un *qui,* où se joue l'essentiel en se dérobant. Ce dans quoi Artaud lui-même était pris lors-

1. *Ibid.,* p. 106, puis p. 41 et 108.

qu'il écrivait dans *Le Pèse-nerfs* : « Et je vous l'ai dit : pas d'œuvres, pas de langue, pas de paroles, pas d'esprit, rien / Rien sinon un beau Pèse-nerfs. »[1] Reste que, quels que soient nos efforts pour ressaisir ce *lieu* d'avant les mots, où l'idiome identitaire se forge dans la « lallation égotique », nous n'avons accès à cet idiome que dans une forme retransformée. En vérité, le pas est immense qui va de l'émission fluide, sans « césure », de sons plus ou moins articulés par le nourrisson jusqu'au langage paraphrénique. Aussi extrêmes soient les accents poétiques qui surgissent à l'occasion d'expériences limites, telle celle de Artaud, leur forme – quand bien même elle est prise sur l'ultime bordure de la désappropriation et de la réappropriation de soi – est une forme dramatisée.

Et d'ailleurs, dans le cas de Artaud, s'agit-il à proprement parler d'un idiome, ou bien faut-il parler d'une scène ? Question que je formulerais de la manière suivante : dans quelle mesure la création du double et l'hypothèse d'un dialogue inaugural hors toute visée communicative, dans quelle mesure l'engendrement du jumeau paraphrénique et l'étrange création langagière de l' « infra-sujet », au service de la « présence », ne sont-ils pas intimement apparentés à ce que Artaud tente d'atteindre avec le théâtre de la cruauté ?

Cette question s'appuie évidemment sur votre référence plusieurs fois répétée au « Retour d'Artaud le Mômo », et sur la lecture que vous en proposez. Celle-ci y distingue trois sortes de langues[2] : celle de la communication ordinaire, où la phrase et l'usage des vocables sont certes gouvernés par des processus secondarisés, mais au prix d'une « déperdition d'être catastrophique » ; à l'autre

1. A. Artaud, *Œuvres complètes,* t. I*, Paris, Gallimard, 1984, p. 96.
2. M. de M'Uzan, *Aux confins de l'identité,* p. 35-40.

extrême, celle du langage le plus stupéfiant, voire le plus révulsant – qui se construit, qui « se monte depuis le rapport unissant le sujet et son jumeau paraphrénique, seul interlocuteur à même d'entendre un discours fait d'onomatopées, d'enchaînements fluides, sans ruptures », lequel, un jour, aboutit peut-être aux « mots-soufflés » ; enfin un « troisième langage, celui du grand art, dans son architecture déchiquetée et issue d'une transaction précaire entre le sujet, son double et le monde ». Or les marques du cri, du souffle, de l'authenticité que porte ce troisième langage sont celles dont Artaud a fait le cœur de sa quête théâtrale dès lors que, avec la voix et la profération, il a cherché à donner une forme aux nécessités violentes du corps. « La poésie est anarchique », écrivait-il dans « La mise en scène et la métaphysique »[1], dans la seule mesure où elle « remet en cause toutes les relations d'objet à objet, et des formes avec leurs significations ». « Rendre au langage ses possibilités d'ébranlement physique », « le diviser et le répartir activement dans l'espace », se « rapprocher du chaos », tel est le projet du théâtre de la cruauté, qui cherche une expression dynamique opposée à la communication dialoguée – le théâtre, seul, ayant à ses yeux le pouvoir d'arracher à la parole ses possibilités « d'action dissociatrice et vibratoire sur la sensibilité » hors la sphère de la signification.

« Le théâtre et son double » a donc pour visée de parvenir à capter la force grâce à l'intensité des formes. Car seule la brutalisation des formes permet de s'approcher des ombres, l'ombre de ces forces « où n'a cessé de trébucher la vie ». « Briser le langage pour toucher la vie »[2]

1. A. Artaud, *Le théâtre et son double,* Paris, Gallimard, « Folio-Essais », 1986, p. 56, 64, 69, 138 et 133.
2. *Ibid.,* p. 19, 69, 172, 174-175, 177.

exige que l'on s'en serve d'une façon « exceptionnelle et inaccoutumée », « indépendante de la parole » – la théâtralité tenant dans la concrétude absolue, là où les pensées « échappent au langage articulé ». En ce lieu qui est la vie énergétique du théâtre, les combinaisons du souffle humain sont de « vivantes analogies ». Et « vivante » doit être pris à la lettre, celle du feu de vie, de l'appétit de vie, de l'impulsion irraisonnée à la vie – ce qui va du silence étranglé à la peinture précipitée d'un spasme – mais aussi à la lettre de la cruauté foncière de « l'essentielle séparation » ; ce que le temps théâtral, s'appuyant sur le souffle, doit retrouver grâce au démembrement des vocables.

Or les glossolalies de Artaud, ainsi que le montre fortement Anne Tomiche[1], s'inscrivent dans le même champ. Elles placent la langue à mi-chemin du geste et de la pensée, intimes parentes du projet du théâtre de la cruauté et de la visée d'un retour aux sources respiratoires, plastiques, actives du langage. Ici comme là, la parole, défaite de ses liaisons significatives, devrait n'être que geste. Geste faisant « courir un grouillement forcené et multiple » ; attitudes ; mouvements ; tâtonnements objectifs se produisant à même la matière[2] ; heurts ; compressions ; autant de frottements scéniques qui créeront la dissonance et « le désenchaînement dialectique de l'expression ». Et que la glossolalie, dans sa savante matériali-

1. Glossolalies qui apparaissent avec la traduction du « Jabberwocky » de Lewis Carroll ; je renvoie aux travaux de Anne Tomiche : « Poétique de la glossolalie chez Antonin Artaud », *Energeia, Revue du département de langue française de Paris IV,* janvier 1996, p. 43-57 ; « Artaud et les langues », *Europe, numéro spécial Artaud,* 873-874, janvier-février 2002, p. 141-153 ; « Écriture et dessin chez Antonin Artaud : "dessins écrits" et écrits dessinés », *Text(e)/Image, Durham Modern Languages Series,* n° 7, University of Durham Press, 1999, p. 143-156.

2. A. Artaud, *Le théâtre et son double, op. cit.,* p. 173 puis p. 175.

sation, cherche de la même manière. Car le mot-souffle, aussi paraphrénique soit-il, se forge dans l'accumulation de sonorités subtiles et de rigoureuses répétitions, qui font « du mot et de la phrase un objet qui se comprime ou se dilate suivant la force appliquée » : cette force qui tord et met « en suspens » les formes, et qu'Artaud travaillait à haute voix[1]. Tout comme il intercale en violents échos dessins, phrases et glossolalies, par exemple dans les *50 dessins pour assassiner la magie,* pour saisir l'évanouissement de la forme.

Mais que soit ainsi mise en déroute la légalité de la langue, que la désarticulation du langage fasse exploser les carcans anatomique et syntaxique n'indique pas que l'on ait pour autant touché l'informe de notre première lallation. Cela indique seulement que, dans cette entreprise qui tente de réduire la différence entre la force et la forme, c'est la métaphore qui est la première cible[2]. Reste la « vivante analogie ». Reste la dramatisation. Là où la qualité et les conditions de son affectation, de sa donation, n'en finissent pas de *doubler* la précarité native de l'idiome primordial. Et *doubler,* ici, me semble devoir être entendu tout à la fois comme un gain et comme une perte. Car dans la protestation contre la lettre morte de la normopathie qui est la vôtre, dans le bâti d'un théâtre qui saurait dire la force expressive avant que les « mots arrê-

1. A. Tomiche, « Penser le (non)-sens : Gilles Deleuze, Lewis Carroll et Antonin Artaud », *in* A. Tomiche, P. Zard (éd.), *Littérature et philosophie,* Presses universitaires d'Artois, 2002 ; il faudrait reprendre ici pas à pas les nombreux exemples analysés par Anne Tomiche, en particulier ceux où elle montre comment les substitutions et les glissements se propagent et créent des combinaisons nouvelles, produisant un effet d'amplification sonore... qui rebondit en forme d'amplification insensée du sens.

2. Ainsi que le souligne Derrida : J. Derrida, « La parole soufflée », in

tés » ne brisent le mouvement (selon Artaud), la servitude, sans contrepartie, à la qualité risque toujours de refermer, sur l'« intransplantable Moi », le piège de la fable[1]. Ce serait en cela que nous sommes enchaînés à la qualité. Ce que disait ainsi Artaud dans ce fragment de *Suppôts et suppliciations* :

> « ... je suis moi, moi ;
> et c'est moi, moi, moi, qui suis là devant,
> et non un autre,
> devant le fond en rébellion de l'autre
> qui n'est pas l'autre de mon Moi,
> ni un autre en face de moi,
> et qui n'a d'autre issue, pour vivre,
> que de vivre en reflet de moi,
> me jouant cette entourloupette ensuite, de me dire :
> "C'est toi qui doubles,
> c'est toi le double, et non pas moi". »

L'écriture et la différence, Paris, Le Seuil, « Points-Essais », 1979, p. 267 et 275.

1. A. Artaud, *Suppôts et suppliciations, Œuvres complètes,* t. XIV**, 1978, p. 76, puis (pour la dernière citation) p. 70.

Réponse à Laurence Kahn

MICHEL DE M'UZAN

En rappelant d'entrée de jeu la valence positive de l'incertitude, de l'étrangeté à soi-même – j'ajouterais l'inquiétude permanente – aux origines de la vie psychique, et que l'on retrouve au plus créatif des cures, vous avez, chère Laurence Kahn, soutenu l'argument du jour. Votre propos est d'une grande importance dans sa rigueur, et je me propose donc de suivre, si je puis dire presque pas à pas, votre développement.

Pour commencer, vous ne manquez pas de mentionner le paradoxe apparent caractérisant ma position quant au projet initial de la cure analytique. Comment, en effet, ne pas être pour le moins surpris par l'injonction impérieuse d'introduire le désordre dans le fonctionnement psychique, un fonctionnement psychique le plus souvent par trop secondarisé, pour autoriser quelque changement ? Rendre une liberté de circulation à une énergie liée, instaurer un désordre « économique », dérégler le régime des processus secondaires, privilégier la régression formelle, faire vaciller les frontières identitaires de l'être, d'aucuns soutiendraient qu'on est loin d'un projet thérapeutique. En effet, mais, remarque incidente, Freud lui-même en partance pour les États-Unis et s'adressant à ses compagnons de voyage, ne prétendait-il pas « apporter la peste » ?

La peste, la mort, la *répétition compulsive à l'identique,* le retour à zéro de l'excitation, le principe d'inertie. Comment, face à tout cela (et à quoi d'autre encore ?), comment récuser le recours à une *pulsion de mort,* à la notion de pulsion de mort ? Interrogation qu'on retrouvera au long de cette journée. Comme vous le rappelez, c'est effectivement la notion de *compulsion de répétition* qui est au cœur du débat. Passons sur la difficulté, en référence à un strict examen métapsychologique, à répondre à la question de la source de cette éventuelle « pulsion ». Sans compter que, mais j'aurai ce jour bien d'autres occasions pour y revenir, dans un souci de rigueur, de clarté, je réserve le terme de *pulsion* à l'ordre psychosexuel. On sait que c'est la *compulsion de répétition* qui, en clinique, est censée exprimer l'intervention de la pulsion de mort. Or la compulsion de répétition, phénomène observable, n'implique aucunement l'intervention nécessaire à une entité pulsionnelle spécifique – j'y reviens –, mais exprime une modalité de gestion de l'énergie ; une énergie initialement non sexuelle et dont on découvre la manifestation dans les *répétitions à l'identique,* opposées aux *répétitions du même* approximatives et qui, pour reprendre votre expression, supposent un *remodelage constant du passé.* Très précisément, dans la répétition à l'identique, la décharge massive de l'excitation gouvernée par le principe d'inertie, regarde le destin d'une énergie « actuelle » non sexuelle, à strictement parler. Le lieu de l'action n'est pas l'inconscient systémique.

Nul besoin, donc, de faire appel à une quelconque pulsion de mort pour rendre compte des fonctionnements destructeurs puisque la prévalence du facteur quantitatif – compagne d'une carence des capacités de symbolisation –, avec son impact traumatique, y suffit entièrement. La quantité étrangle le destin de la personne. À propos de la destructivité me revient, une fois encore, l'opportunité de préciser que le terme ne définit qu'une *dérive péjorative* de mécanismes – le clivage par exemple –, qui, dans leur essence, sont au service de l'accomplissement du programme d'essence génétique qui ordonne et gère le développement de l'être jusqu'à son extinction prédéterminée. Je serai certainement amené à le rappeler.

Revenant donc sur le facteur quantitatif, sur la nature et le devenir de cette énergie dite *actuelle* au sens classique du terme (par exemple dans l'entité « névroses actuelles »), j'ai vu, en dernier lieu, des précisions s'imposer à moi. Dans le champ clinique, le « facteur actuel » caractérisant l'excitation peut certes mériter *descriptivement* cette dénomination, alors qu'il procède d'une déqualification de l'énergie libidinale. Vous le rappelez. Mais, foncièrement, ce même statut de l'énergie est premier, c'est celui de l'énergie à l'œuvre dans le fonctionnement de l'organisme, cerveau compris. Étant entendu qu'énergie libidinale déqualifiée (sous l'impact du traumatique par exemple) et énergie primitivement sans qualité peuvent également s'altérer, comme la clinique nous le soumet. Mais ce qui me trouble c'est que vous faites « procéder » l'énergie initialement sans qualité des *pulsions du Moi*. Or, je pense avec vous que l'énergie en question est celle qui est engagée par le programme de développement d'essence génétique dont je viens de parler et dont l'autoconservation est une des expressions. On connaît les discussions à propos de l'expression « pulsion(s) du Moi ». En ce qui me concerne, je suis prêt à retenir que pulsion du Moi exprime et représente l'autoconservation dudit programme au niveau psychique. Cela étant, vous avez raison de soutenir que mon hypothèse concernant la dégradation des pulsions du Moi permet de proposer une compréhension, tant de certains passages à l'acte que du déterminisme d'une partie de la pathologie dite psychosomatique. Je me permets toutefois de redire que la dégradation en question affecte l'énergie sans qualité du « programme autoconservatif » dont la représentation psychique peut être dite pulsion du Moi, bref une « psychisation ». Psychisation, pour cerner le phénomène selon lequel la qualité advient à la quantité, en direction de l'objectalisation. Il me faut préciser – et il en sera plus d'une fois question au cours de la journée – que, en accord avec la *théorie de la séduction généralisée* de Jean Laplanche, c'est la séduction maternelle, je dirais l'activité de zones érogènes alors mobilisées qui impose à l'appareil psychique « d'inventer » – j'aime l'idée – la pulsion psychosexuelle.

Il est vrai, et vous le marquez clairement, que je cherche ainsi à proposer une vision « architecturée » de la naissance et du développement de l'appareil psychique, je dirais volontiers de la personne elle-même. Faute de pouvoir observer en toute rigueur ce qui se passe dans les tout premiers temps de l'existence – si la chose était possible, je ne parierais pas sur sa fidélité ! –, il convient bien de partir des défaillances du présent pour induire le passé. C'est connu. Ainsi, j'ai été amené à poser l'intervention initiale et décisive d'un clivage originel et la création d'un « double » pour qu'advienne un « sujet transitionnel », marche obligatoire à franchir pour que se dégage un jour une suffisante distinction entre le soi et l'autre. L'appareil psychique est en constante re-création. *On s'invente à mesure que le corps s'entête à vivre.* Découvrir c'est inventer pour exister. Assurément, il s'agit bien d'un « travail » dans lequel on ne peut nier le rôle de la dramatisation. Dramatisation qui, à juste titre, retient fortement votre attention. La quantité sans la qualité est-elle observable ? interrogez-vous. Peut-on concevoir que quoi que ce soit puisse être étranger à toute dramatisation ? Ma réponse est ambiguë. Sur le terrain de la cure analytique proprement dite, on serait effectivement tenté de dire que c'est inconcevable. Et pourtant j'avancerai qu'il y a là une nécessité théorique, nécessité d'une « précession » – même temporellement infime –, d'un quantitatif énergétique pur. Théorique, vraiment ? Que dire donc de cet homme sans voix, animé d'un tremblement généralisé, juste après avoir échappé à son écrasement sous un bloc de béton détaché d'un pont ? L'inscription de l'événement au sein de l'angoisse de castration ne se profile que pour demain. Que dire encore de tel nourrisson qui, pour gérer son économie, n'a pas découvert le mérycisme mais, frénétiquement, cogne sa tête contre les barreaux de son berceau jusqu'à épuisement ? La fable n'interviendrait-elle que secondairement, en une sorte *d'après coup ?* Ne terminais-je pas la relation de l'histoire de « ma » femme au couteau et de son compagnon en écrivant qu'ils entraient bien dans une histoire ?

Détruire le passé pour pouvoir l'inventer. Renoncer à la « fable » du jour pour retrouver les rythmes innominés d'autrefois, les chemins se croisant. Et comme vous citez Artaud – on ne cesse de le retrouver aujourd'hui – qui ne se séparait jamais de sa chair, je ne puis éviter d'évoquer un souvenir personnel, très « en situation ». Un jour, chez une amie, Paule Thévenin, avec quelques proches, nous attendions Artaud pour le déjeuner. Dehors, il faisait certes un peu froid. Artaud arrive, légèrement retardé, demande une cuvette d'eau chaude pour y plonger les mains en s'écriant : « Je suis pénétré de froid premier. » Et chacun, moi le premier, d'être saisi par le caractère poétique de la formule. Et soudain, réaction du médecin, je comprends qu'Artaud est en train de saigner, une hémorragie interne responsable de la sensation de froid. Sur ce, Artaud est adressé dans le service du Pr Henri Mondor où on diagnostique le cancer colique en cause. Le quantitatif pur était bien premier, l'art allait bientôt suivre en rendant compte métaphoriquement de l'accident. En l'occurrence, et surmontant une sorte de résistance, j'étais bien condamné (pour reprendre votre expression) à *inférer* la quantité (ou plutôt ici, sa défaillance). Inférer, certes, mais celle d'une réalité « froide ». Ce qui se passe alors, c'est que l'appareil psychique, sans doute très tôt dans l'histoire du sujet, ne tolère pas que les choses en restent là (sauf peut-être chez un « opératoire » caricatural, et encore). L'appareil psychique invente une histoire, un déterminisme original lié au passé du sujet. Après tout, le « froid premier » d'Antonin Artaud n'est pas fondamentalement étranger « aux nerfs qui se croisent sur l'estomac » ou « au sang qui tourne en eau de javel » du commun des mortels, lequel ne dispose pas d'un « beau pèse-nerfs ». Quant à la lallation égotique du nourrisson qui ne s'adresse qu'à lui-même (ou à son double), elle a déjà débordé le cri pur. Ce cri qui accompagne le déploiement « furieux » des alvéoles pulmonaires, au sortir du ventre maternel. L'aigu pur, extrême et insoutenable de la voix d'Artaud, à certains moments ; cris assimilables aux coups qu'il assénait frénétiquement avec un marteau sur un billot de bois. Mon « jumeau paraphrénique » a, lui, déjà pris davantage de distance relativement au chaos, et même les onomatopées les plus incompréhensibles qu'il profère s'adressent, c'est vrai, à *quelque chose,* dans un « every man's land ». Il est possible qu'on ne se rapproche jamais qu'approximativement du chaos, du simple fait déjà que son statut n'est pas prévu, sinon dans l'extinction immédiate de l'être.

Comment, après ces considérations, ne pas vous suivre quand vous accordez une place cardinale à la *dramatisation,* avec sa référence naturelle au *Théâtre et son double,* d'Antonin Artaud. La séance analytique peut effectivement être assimilée à une *scène,* où déferlent plusieurs langages, des plus furieux aux plus sages. Je n'hésite donc pas à introduire dans la direction de la cure un certain degré de dramatisation, pour inviter des mécanismes précisément à l'œuvre dans le rêve. Mais, vous le rappelez, après avoir hésité, les temps premiers de la formation du sujet ne se développent pas dans cet espace, mais bien dans celui du champ pur des *pulsions du Moi,* réprésentantes psychiques de l'autoconservation (comme j'hésite à retenir la notion de pulsion(s) du Moi) !

S'il est évident qu'un langage spécifique doit correspondre à ces temps premiers, ses modalités expressives ultérieures, tout en demeurant fidèles foncièrement, apparaissent bien retransformées, et sans doute à plusieurs reprises. Même héritées de la lallation égotique du nourrisson, matrice d'un langage appartenant au « jumeau paraphrénique », les onomatopées d'Antonin Artaud ont certes pris des distances. Le chaînon qui relie ces formes est, on peut l'avancer, le rythme ; le rythme auquel, effectivement, Jean Paulhan fait recours à propos de l'*Art informel.* On est bien, comme vous l'avancez, à mi-chemin du geste et de la pensée.

Effort en vue de dramatiser l'informel, comme le rêve sait si bien le faire. Volonté de donner à l'énergie un régime moins affolé, mais au risque de manquer le psychisme le plus vrai qui se puisse concevoir, tentative de donner sens à ce qui n'est que trauma, tâche titanesque entreprise pour nommer l'innommable et suivre dans son destin la quantité ; chaque fois le parcours est aléatoire, indécis, car aucune frontière ne se dessine, un mouvement seulement. Et cette incertitude fondamentale, primordiale, d'affecter l'identité même de celui qui n'était pas, mais était pleinement quand, pour cette chose qu'il était, il n'y avait ni dehors ni dedans. Que le poète, ou parfois le philosophe, proteste contre cet *état de chose,* tout en l'exprimant, on l'imagine. Ainsi, quand Artaud, dont vous citez *Suppôts et supplications* – je me permets de le citer à mon tour – clame : « ... je suis moi, moi, et c'est moi, moi, moi, qui suis là, devant, et non un autre... », il n'est pas loin du philosophe anarchiste Max Stirner affirmant : « Ma cause n'est ni le divin ni l'humain. Ni le vrai ni le bon ni le juste ni le libre, etc., mais seulement le mien ; elle n'est pas générale ma cause, mais unique, comme je suis unique. »

Le fil de l'identité

FRANÇOISE COBLENCE

Depuis longtemps votre œuvre, Michel de M'Uzan, est traversée par l'interrogation sur l'identité. Je ne me demanderai pas depuis quand. J'ai le sentiment que vos premiers textes, et ce sont je crois des textes littéraires, sont habités par la question. En tout cas, votre *Anthologie du délire* l'est à l'évidence[1]. Vous-même, dans l'avant-propos à votre dernier livre précisément nommé *Aux confins de l'identité,* rapportez combien est ancien ce questionnement. Une insistance aussi tenace, écrivez-vous, intrigue et vous évoquez cette expérience de votre enfance dont l'impact pourrait avoir été décisif : vous voyiez le clavier du piano s'éloigner indéfiniment, « comme observé à travers des jumelles renversées, sans pour autant perdre de la précision de son dessin ». Vous étiez, ajoutez-vous, « fasciné mais tranquille »[2]. L'angoisse pourra s'ajouter de manière plus ou moins importante à ces expériences qu'on peut nommer avec vous expériences de dépersonnalisation. Mais elles seront toujours pour vous source de fécondité, de réflexion, quelle que soit leur origine : elles s'enracinent dans votre expérience de psychanalyste.

1. M. de M'Uzan, *Anthologie du délire,* Monaco, Éd. du Rocher, 1956.
2. M. de M'Uzan, *Aux confins de l'identité,* Paris, Gallimard, 2005, p. 8 (ouvrage désormais abrégé *CI* dans les références en note).

Mais de même qu'elles la précèdent, elles l'excèdent aussi très largement. Du même coup elles donnent à la psychanalyse une profondeur et une résonance humaines – peut-on dire ontologiques, ou peut-être plutôt anthropologiques – que celle-ci a bien rarement.

De ce questionnement, l'appel poignant de votre patiente quand elle avait 3 ans « Maman, dis-moi, dis-moi maman : pourquoi je suis moi » est exemplaire[1].

Dans un texte plus ancien, vous donniez de cette scène une description en deux temps : l'enfant voit dans une glace son reflet à côté de celui de sa mère et si l'expérience est positive ce n'est nullement au sens de la jubilation d'un stade du miroir, de toute façon plus ancien. L'enfant comprend que sa mère et elle sont deux personnes différentes, que sa mère ne connaît pas ses pensées, qu'elle peut donc proférer intérieurement des injures, dire des mensonges : gain prodigieux de la conscience de son identité et de sa séparation. Mais ce gain comporte un prix : celui du désarroi, de la détresse, « d'un double deuil, celui d'un ancien soi-même immense et celui d'un objet narcissique : la mère des premiers temps »[2]. À certains égards, cet exemple me fait penser au jeu de la bobine décrit par Freud : une expérience qui mêle le deuil et la maîtrise, mais qui se rapporterait au sujet et non pas à l'objet.

Dans l'expérience que vous rapportez la mère est indifférente, le deuil radical et l'enfant se jette par terre pleine de rage. La décharge, l'issue économique accom-

1. « Le jumeau paraphrénique ou aux confins de l'identité » (1999), *CI*, p. 15.

2. « Contre-transfert et système paradoxal » (1976), *De l'art à la mort*, Paris, Gallimard, 1977, p. 179 (ouvrage désormais abrégé *DAM* dans les références en note).

pagnent cette première expérience de la prise de conscience de l'identité dans l'interrogation : qui suis-je, que suis-je, moi qui suis séparé(e) ? Se trouvent donc ici réunies les deux perspectives que vous allez constamment articuler : l'identité (que vous reprenez et complexifiez ensuite sur l'axe de l'autoconservation) et l'économique. Murielle Gagnebin ouvre le livre qu'elle vous consacre par un chapitre intitulé « la passion de l'identité », et elle le clôt avec « la clinique de l'économique »[1]. Vous vous décrivez vous-même, en reprenant une formule de Christian David, comme « un toqué du quantitatif et de l'identitaire »[2]. Du même coup votre intérêt ira toujours davantage au fonctionnement mental qu'aux contenus des fantasmes, et c'est de ce côté aussi que se porte votre intérêt (le mot est faible) pour la littérature. C'est l'exploration qu'elle entreprend du fonctionnement mental et de la question de l'identité, le dégagement du sujet hors du monde, sa lutte avec lui, notamment avec la mer, comme ses rapports avec son double ou son « compagnon secret » qui font de Conrad, Melville, Jack London, Artaud, Kafka et de bien d'autres vos compagnons de vie et de travail. Il me semble que l'identité fait question à la fois au cœur de l'intrapsychique et dans les rapports avec le monde, davantage que dans les rapports à l'autre ou à l'objet. Si la question paraît philosophique dans sa formulation et ses enjeux, les modalités de son exposition doivent plus à la littérature, sans doute parce que la littérature nous transmet dans sa langue même les vacillements, l'indétermination que l'argumentation philoso-

1. Murielle Gagnebin, *Michel de M'Uzan*, Paris, PUF, « Psychanalystes d'aujourd'hui », 1996.

2. « Addiction et problématique identitaire : le "tonus identitaire de base" » (2004), *CI*, p. 132.

phique, soucieuse de clarté et de certitude, s'interdit. Ce pourquoi vous n'aimez pas Descartes malgré la parenté de départ de son questionnement avec le vôtre, et en dépit de sa résolution de douter de tout, y compris de son existence. Son « supposons que nous sommes endormis » n'est pas loin d'évoquer votre « si j'étais mort ». Mais son interrogation se mue trop vite en la certitude que « la proposition *je suis, j'existe* est nécessairement vraie toutes les fois que mon esprit la conçoit » ; son « mais moi, qui suis-je ? » écarte trop vite le corps et l'animal que Derrida ira rechercher ; son « mais qu'est-ce donc que je suis ? » se résout trop vite en « une chose pensante », l'âme étant trop légèrement jugée plus facile à connaître que le corps et surtout, dans cette perspective, conçue comme séparée de lui. Pour vous, l'indice de certitude connote plutôt l'idée délirante[1]. Vous ne pouvez bien sûr le suivre dans sa mécanisation du vivant, et la séparation ne passe pas, pour vous, entre l'âme et le corps, sauf à concevoir l'âme comme substitut du sexe érigé, « image exacte du corps vivant, double de même essence que lui et principe *éminemment séparable* »[2]. Mais il faut revenir sur ce que la séparation et l'identité mettent en jeu, puisque, justement, ces deux notions sont liées.

Le lien vient d'abord de ce que l'identité n'est jamais donnée d'emblée et une fois pour toutes, que dans de multiples situations elle se brouille, et que ses fluctuations ne sont pas pour vous choses fâcheuses mais au contraire recouvrements productifs. On pourrait retenir d'autres sphères sans doute, mais vous parlez du flottement identi-

1. « L'indice de certitude » (1993), *La bouche de l'inconscient,* Paris, Gallimard, 1994, p. 197 (ouvrage désormais abrégé *BI* dans les références en note).

2. « S.j.e.m. » (1974), *DAM,* p. 159.

taire, du sentiment de vacillement à la fois pour décrire le processus de création littéraire et au sein de la relation entre patient et analyste dans la cure. Dans tous les cas, ce vacillement identitaire s'accompagne de modifications économiques. C'est d'ailleurs ce qui le rend fécond puisqu'il va libérer une énergie qui pourra être investie autrement. Il est donc moteur du changement et principe de la cure. L'artiste, assez paradoxalement au premier abord, est caractérisé par un « échec relatif de sa vie imaginaire », un individu qui échoue à assurer lui-même l'intégration de ses conflits et a besoin de les présenter aux autres et donc de leur plaire tout en s'exprimant[1]. Ce compromis le conduit à se créer une figure, un personnage intérieur, un premier public qui tient à la fois des imagos parentales et d'un alter ego de l'auteur, double vivant en parasite du sujet et doué, comme le seront toujours les doubles, d'une réalité psychique autonome.

Dans la cure, vous avez constamment montré la richesse des moments de flottements et de dépersonnalisations, chez l'analyste comme chez le patient. C'est dans ces moments de vacillement que se concentrent pour vous les interprétations mutatives et les moments (rares, dites-vous) où l'on est vraiment analyste. Le double ébranlement (économique, identitaire) donne ses chances à l'interprétation qui ne doit être ni trop ni trop peu éloignée ou différente du Moi du patient ; le seuil est pour ainsi dire immunitaire : « Il faut une indétermination relative des identités pour que le patient se "reconnaisse" dans l'interprétation, laquelle devient ainsi du Moi. »[2] Cela aboutit à faire de l'interprétation une créa-

1. « Aperçus sur le processus de création littéraire » (1964), *DAM*, p. 19.

2. « La personne de moi-même » (1983), *BI*, p. 96.

ture vivante, dotée d'une identité et même d'une identité sexuelle[1]. D'une part, vous invitez donc à ne pas craindre les moments de dépersonnalisation du patient, d'autre part, vous privilégiez, toujours pour des raisons économiques, le système paradoxal qui met l'analyste au plus près d'expériences très archaïques (les siennes et celles de son patient), lui permet d'accueillir les matériaux les plus mortifères, et rend possible l'empathie ou la constitution de la chimère. La chimère n'est pas le monstre extraordinaire formé par la réunion de formes préexistantes : cela, c'est la version cartésienne de la chimère, combinaison de formes réunies par une imagination solipsiste. « Votre » chimère est l'activité d'un système formé par l'interpénétration des inconscients de l'analyste et de l'analysé, dans une circulation de substance que vous décrivez comme « magma fertile » et « potée psychologique »[2], placée sous le signe de l'informe. Elle est donc un mélange psychique et organique, de même que l'empathie sollicite le sentiment et la sensorialité, l'esprit et le corps de l'analyste. Dans ces moments particuliers, autrui cesse d'être un étranger toxique, ou l'analyste cesse d'avoir besoin de s'en protéger : tout se passe comme si les défenses immunitaires étaient inhibées, ce qui vous conduit à comparer la grossesse, le cancer et le système paradoxal. Cette comparaison est aussi frappante que récurrente. Elle enracine le psychique dans le biologique et va de pair avec votre travail avec des patients en fin de vie, en général atteints de cancer. Vous décrivez notamment comment vous avez le sentiment que la substance du patient passe dans la vôtre. Et dans substance, on entend substance vitale, mais aussi « contenu blanchâtre d'un abdomen de

1. « Interprétation et mémoire » (1993), *BI,* p. 177.
2. « La bouche de l'inconscient » (1978), *BI,* p. 40.

mouche »[1]. Une substance, écrivez-vous encore, « une matière, un fond indéterminé, fluide, à qui il appartient de s'introduire chez l'autre, sans effraction, en se glissant en lui sans violence, tel un liquide diffusant sous la peau. [...] L'informe en tant qu'avantage ! »[2]. On conçoit qu'une telle tolérance aux brouillages des frontières ne puisse se faire que sur le fond de la plus grande exigence éthique. Mais ce qui me frappe, c'est la récurrence de votre idée que ce corps étranger qui peut aussi être informe (le cancer), comme d'ailleurs certains fantasmes « placés en extériorité » (si j'étais mort), ou encore le personnage intérieur du créateur, sont pourvus d'une identité. C'est une étrange substance, à la fois psychique et somatique, informe et pourtant douée d'une identité, passant d'inconscient à inconscient, ignorant les frontières. D'une manière proche, vous proposez de conférer une identité à la séance[3] comme vous l'avez fait pour l'interprétation, proposition que je n'arrive à comprendre que dans l'idée que s'autonomise alors quelque chose du magma informe qui circule entre les deux protagonistes et qui acquiert ainsi une identité séparée. Quant au caractère sexuel de cette identité, vient-il de ce que toute identité doit être sexuelle, et/ou, comme vous le dites de la séance, de ce que son érogénéité lui est conférée par la reprise de la séduction opérée par l'analyste ?

Mais de qui ou de quoi la petite fille de votre exemple se sent-elle séparée ? D'un soi-même immense et d'un objet narcissique, la mère des premiers temps[4] : le deuil est aussi sa survie. Dans le même ordre d'idées, la fusion

1. « La mort n'avoue jamais » (1996), *CI*, p. 53-54.
2. « De l'informe avant toute chose... » (2003), *CI*, p. 106.
3. « La séance analytique, une zone érogène ? » (2003), *CI*, 79-80.
4. « Contre-transfert et système paradoxal » (1976), *DAM*, p. 179.

du public intérieur avec l'image maternelle est, dites-vous, « grosse de complication pour l'activité créatrice »[1]. Il vaut mieux, pour la création, que le public intérieur soit du côté du père. Et pourtant ne dites-vous pas aussi que de la mère des premiers temps on ne se sépare jamais, tout au plus le fils peut-il en extraire l'image de son pénis sous forme de double érigé, lui aussi menacé[2]. Ce double est alors comme arraché *in extremis* à la menace de disparition. Dans la littérature, le double appartient au monde intermédiaire entre les vivants et les morts. Vous évoquez le chasseur Gracchus de Kafka dont la barque de mort s'est trompée de route et qui voyage depuis ce temps sans que quiconque puisse lui venir en aide même si le maire de Riva constitue bien un objet réel, un autre auquel il peut raconter son histoire. On pense aussi à la catégorie du double telle que Jean-Pierre Vernant l'a élaborée avec le *colossos* : pour les Grecs effigie, double dressé dont Vernant montre les rapports avec la *psuché* et qui n'est ni objet naturel, ni non plus image mentale, mais une réalité extérieure au sujet, sorte de passage entre le monde des vivants et celui des morts[3]. Dans l'analyse du fantasme « s.j.e.m. », au-delà de l'angoisse de castration, la menace est celle d'une existence douteuse du sujet et d'un anéantissement de l'objet, le travail de deuil se répercutant sous la forme de vacillement de l'identité. Il me semble, mais c'est une question, que dans ce texte, le vacillement de l'identité et le thème du double du sujet sont rapportés à

1. « Aperçus sur le processus de création littéraire » (1965), *DAM,* p. 19.

2. « S.j.e.m. » (1974), *DAM,* p. 160.

3. J.-P. Vernant, « Figuration de l'invisible et catégorie psychologique du double : le colossos », *Mythe et pensée chez les Grecs,* Paris, Maspero, 1965, p. 255-256.

une menace affectant un objet (la mère). Mais cet objet réel est aussi un objet narcissique, un non-Moi dont les limites avec le Moi sont toujours incertaines, ce qui vous conduit à parler de spectre d'identité plutôt que d'identité. Dans ce spectre, l'altérité se situe à l'un des pôles. Mais vous vous demandez si les objets fortement investis peuvent accéder à la réelle altérité d'un sujet indépendant : « L'objet réel, poursuivez-vous, ne peut guère être extérieur qu'en tant que moyen de satisfaire la pulsion ; l'objet d'amour, lui, ne saurait être qu'une image à l'intérieur de laquelle le sujet est déposé sous la forme d'un corps phallique. »[1] Par la suite la référence à l'objet (même narcissique) me paraît disparaître : si l'on reprend la genèse que vous proposez du sujet, vous soutenez l'idée que pour acquérir son identité propre, le soi-même archaïque doit d'abord se différencier *d'avec lui-même,* travail de séparation et de différenciation qui se fait par la création du double. Ce double est du côté du jumeau paraphrénique, du sujet transitionnel, comme le public intérieur est souvent un double du sujet. À ce stade, l'identité dont est pourvu ce double ou ce corps en extériorité n'est pas celle d'un autre[2]. En revanche, apparaît comme autre le double qui, en fin de vie, devient un objet étranger, comme dans les exemples saisissants que vous en donnez[3]. Au début de la vie, le double comme sujet et la « trouvaille » du jumeau permettent l'émergence du chaos énergétique primordial par clivages successifs sur l'axe de l'autoconservation (« clivage primordial » puis clivage « proprement dit ») et le dégage-

1. « S.j.e.m. », *DAM,* p. 162.
2. « Urgence et destin » (2001), *CI,* p. 97.
3. « Ce n'est pas moi qui suis malade, c'est l'autre », *BI,* p. 26 ; et « Regardez : elle meurt de *ma* faim », *CI,* p. 23.

ment identitaire où le Soi se sépare du non-Soi. Sur cet axe, la séduction est l'intervention de l'objet – maternel en général – qui permet le dégagement du libidinal à partir de l'autoconservation. La séduction est fondamentale pour le corps puisqu'elle est à l'origine de la spécification des zones érogènes ; mais elle est aussi à l'origine de l'activité de pensée et du psychique à proprement parler[1]. Elle fait intervenir un objet extérieur, mais qui est objet d'amour, image intérieure. Deux questions à propos de cette ligne : si le complexe œdipien y trouve sa place, qu'en est-il du Surmoi (parental, culturel) ? Et quand l'analyste reprend la fonction de la séduction, pallie sa défaillance initiale, quelle place occupe-t-il ? Est-ce celle d'un objet ? Cet objet est-il extérieur – disons comme le maire de Riva pour le chasseur Gracchus – ou est-ce un objet intérieur narcissique ? Comment le sujet accueille-t-il une interprétation qui ne me paraît pas, alors, relever de la chimère, les deux protagonistes semblant bien séparés, même si les limites de l'identité du patient sont vacillantes ?

La genèse du sujet dont vous retracez les étapes peut évoquer celle que propose Freud au premier chapitre de *Malaise,* ou la « spéculation » qui le conduit à se représenter l'organisme vivant comme une vésicule indifférenciée de substance excitable, au chapitre IV de *Au-delà du principe de plaisir.* Mais votre genèse s'ancre davantage encore dans le programme biologique. Elle évoque aussi le mythe que, dans *Le banquet,* Platon met dans la bouche d'Aristophane, mythe selon lequel les hommes actuels dériveraient de la séparation en deux d'une boule initiale. Pour diminuer la force des hommes sans les anéantir totale-

1. « La séance analytique, une zone érogène ? » (2003), *CI,* p. 82.

ment, Zeus décide de les couper en deux, cette séparation-castration leur conférant l'amour et le désir, après quelques manœuvres divines pour rendre possible l'accouplement. Vous parlez, quant à vous, non de mythe mais de programme de développement, programme génétique conférant un destin dans lequel le sexuel va intervenir mais plus tard, avec l'intervention de la séduction et la spécification des zones érogènes. Pour commencer, le destin est identitaire, et aussi économique. À chaque étape de l'axe que vous dessinez, correspondent des achoppements ; le normal est inféré du pathologique – conformément à la méthode de la psychanalyse, par opposition à la médecine qui réfléchit en termes d'écart à la norme[1] –, et le pathologique se révèle notamment dans les échecs du clivage et la gestion de la quantité : la femme qui se plante un couteau dans le cœur en est là encore un exemple frappant, ou saignant comme aurait dit le Baudelaire des poèmes en prose et de « Mademoiselle Bistouri ». D'ailleurs, plus que des exemples, ou *a fortiori* des « vignettes », vous brossez de véritables personnages qui renvoient à votre pratique d'analyste mais aussi de médecin. Ce qu'il est convenu de nommer « psychosomatique » met au centre de votre réflexion l'importance de l'économie, la décharge brutale et le fonctionnement opératoire ; la médecine y place le corps qui impose le respect[2] et le rapport du corps à une activité psychique qui fonctionne comme un relais. Ainsi vous rappelez que « quelle que soit la conscience qu'en ait le sujet, toute organicité pathologique, et même sans doute toute activité somatique échappant aux modalités intégrées de fonctionnement,

1. « Le développement identitaire : accomplissements et achoppements » (2005), *CI*, p. 143.
2. « Urgence et destin » (2001), *CI*, p. 99.

doit être perçue par l'appareil psychique, qui dès lors engage un effort pour les mettre en scène, c'est-à-dire pour leur donner un sens, en accord avec la fonction synthétique qui est la sienne »[1]. L'organe malade, dans l'affection organique comme dans l'hypocondrie, concentre sur lui une grande quantité de libido narcissique, et la quête de sens en participe. Cela peut aller jusqu'au dédoublement du corps, le double apparaissant alors, comme la machine à influencer de Tausk, comme un corps en extériorité, éventuellement l'appareil sexuel étendu au corps tout entier. Ce double, ce corps-là est un autre ; il est investi comme un monde extérieur. De la naissance à la mort, le double accompagne le début et la fin de la vie ; il sert à gérer la quantité qui peut être projetée sur lui. Mais diriez-vous de ce double de la fin de la vie qu'il est monde extérieur plutôt qu'objet, et qu'il apparaît comme un corps séparé de l'activité psychique demeurée, quant à elle, intérieure au sujet ? Le double serait comme une figuration de la séparation corps/psyché alors que le sujet garderait l'expérience de leur union ?

Ce dont témoigne votre travail avec les patients en fin de vie, c'est que le contact qui s'établit constitue une sorte de nouvelle zone érogène, et participe donc d'une réorganisation de l'image et de l'investissement du corps[2]. Le contact envisagé comme zone érogène, la tumeur dotée d'une identité, toute cette activité libidinale et psychique témoigne bien de l'écart qui existe entre la somatose d'une part, équivalent d'un acte, pathologie en deçà de la ligne de sens[3] et, d'autre part, les cancers des patients

1. « Dernières paroles » (1981), *BI,* p. 27.

2. *Ibid.,* p. 24.

3. « Les esclaves de la quantité » (1984), *BI,* p. 161 ; « Le développement identitaire : accomplissements et achoppements » (2005), *CI,* p. 151.

dont vous parlez. Pourtant, quand l'apoptose dysfonctionne, il y a bien problème économique. Diriez-vous que la question est celle du sens et de l'identité donnés à cette quantité monstrueuse, éventuellement par la projection sur un double, un organe ou un corps étranger ? Et sur ce point votre référence récurrente à Tausk confirmerait que cette dotation de sens constitue un mécanisme psychique analogue au délire.

Du reste, dans votre non moins saisissante patiente de « L'indice de certitude », cette femme qui pensait que *vous lui* parliez à la radio lors de l'émission « Grégoire et Amédée », vous soulignez que lorsque la patiente va mieux (somatiquement), les idées délirantes se développent, l'objet hypocondriaque cédant la place à l'objet érotomaniaque. Une voie possible eût été l'incorporation de l'analyste comme matière, substance de la patiente. La rupture de l'indice de réalité (je ne reprends pas le récit de cette séance dramatique) oblige à une autre gestion de la quantité, dont votre intervention (« en écoutant votre émission au lieu de faire votre séance, vous perdez de l'argent ») permet de tirer les gains psychiques : élaboration de l'analité et développement de la créativité. Mais alors, y a-t-il une articulation possible avec le cancer que vous diagnostiquez ensuite quand elle revient vous voir et qui était passé inaperçu aux médecins qui la suivaient ? Si le cancer n'est pas l'équivalent d'une somatose, mais témoigne d'une trop grande tolérance immunitaire, d'un blocage de l'apoptose, il n'est pas sans analogie avec l'interprétation analytique assimilable dont il viendrait en quelque sorte prendre la place ? Je pousse sans doute un peu trop les analogies, mais si l'analyse « protège » comme on le dit parfois, ce serait moins par la mentalisation qu'elle permet mais par l'incorporation d'un élément étranger tolérable par l'organisme : l'interprétation, la séance, la substance de l'analyste. En tout cas on trouverait là, entre cancer et interprétation, une communauté de nature qui rend peut-être compte aussi de votre travail avec les patients en fin de vie – et ceci n'est évidemment nullement exclusif des autres raisons que vous donnez et qui ne concernent pas la nature (cancéreuse ou non) de la maladie.

Je finirai sur ce point : vous évoquez les deux piliers de votre dualisme : instinct de conservation, besoins d'un côté ; pulsions sexuelles, désirs de l'autre. Il me semble que toute votre pensée est également sous-tendue par une double exigence, qui n'est pas un dualisme mais qui lui donne une tension : la reconnaissance du poids du destin et la recherche d'une authenticité qui s'apparente à la conquête d'une liberté.

Le destin, je n'y reviens pas, est celui d'un programme biologique et d'une constitution. Scellé « dans le ventre de la mère » – vous citez là le Baudelaire pourfendeur d'une bonté et d'une moralité naturelles – le destin est une malédiction première, une fatalité. Il est d'autant plus traumatique que la pure quantité est en jeu, que la répétition de l'identique l'emporte sur celle du même. Il se poursuit aussi par les défaillances éventuelles de la séduction maternelle. Face au destin, la voie n'est pas celle de la triste résignation, mais celle de l'authenticité : conséquence avec ses instincts de vie comme le dit le loup des mers de London[1], poursuite constante de l'introjection pulsionnelle, comme vous le dites dans « La personne de moi-même »[2]. Traquer la misère des idéaux n'empêche pas, bien au contraire, la quête de l'authenticité, c'est-à-

1. Jack London, *Le loup des mers* ; phrase citée en épigraphe à « Contre-transfert et système paradoxal » (1976), *DAM,* p. 164.
2. « La personne de moi-même » (1983), *BI,* p. 98.

dire pour vous, je crois, la fidélité aux pulsions libidinales[1]. Mais, à propos de cette authenticité, une dernière question concernerait le dégagement de la pulsion sexuelle (prégénitale) à partir de la séduction comme vous l'élaborez dans vos derniers textes. Vous aviez rappelé, dans le texte de 1973 sur l'Idéal du Moi, votre position sur le destin de la prégénitalité et sa réécriture en termes de castration. D'une manière plus générale, le vivant constitue pour vous une matière en évolution et en remaniements permanents, position jacksonnienne, proche aussi de celle plus récente de Jean-Claude Ameisen. Mais, au sein même du vivant, dans ce qui combine psychique et somatique, entre l'autoconservation et la sexualité, s'agit-il d'une combinaison, et qu'en est-il d'une telle réécriture du sexuel ? Vous disiez en 1973, que la survie n'était possible que grâce à ce changement de registre, « une falsification qui complique tout en médiatisant besoins et exigences »[2]. Le dégagement – vital – du sexuel, sa réécriture en termes de castration, est une falsification nécessaire, un mensonge utile à la vie, comme dirait Nietzsche. Y aurait-il une authenticité plus grande dans le destin de l'autoconservation ? Et quand votre loup des mers – pour lequel London s'inspire des idées de Nietzsche – invoque la conséquence avec ses instincts est-il du côté de l'autoconservation ou de la pulsion sexuelle ?

1. « Séparation et identité » (2001), *CI,* p. 131.
2. « Notes sur l'évolution et la nature de l'idéal du Moi » (1973), *DAM,* p. 107.

Réponse à Françoise Coblence

MICHEL DE M'UZAN

C'est d'entrée de jeu, chère Françoise Coblence, que vous relevez et insistez sur le rapport existant entre ma longue et constante interrogation concernant la « problématique identitaire » et ma relation avec le domaine littéraire – à savoir, en l'occurrence, l'écriture de fiction. Freud, on le sait, a souvent trouvé dans la littérature un « matériel » propre à soutenir ses propositions ; matériel, en quelque sorte comparable à celui qu'il étudiait dans le registre clinique. Mais ce n'est pas cela que j'ai en tête, car ce que je voulait d'abord souligner c'est que psychanalyse et littérature de fiction s'enracinent dans un même terreau fait, pour une large part, par les aspects nocturnes de l'esprit, on y revient. Au passage, je dirais que, de cette situation, on pouvait attendre des rapports harmonieux. Il n'en n'a rien été, mais c'est une autre histoire. Et pour revenir à ce qui est commun aux deux univers, je rappellerai que le thème du double, par exemple, figure aussi bien dans mes écrits littéraires que psychanalytiques, et que les expériences de dépersonnalisation interviennent de façon assez comparable dans les deux domaines, et même dans celui de la vie quotidienne, là où l' « économique » parle lourdement. Assez singulièrement, ce qui se vit dans ces situations donne le sentiment de toucher au plus authentique, alors que s'affirme par ailleurs la place déterminante du mensonge, puisque, comme le voulait Tausk – je le rappelle –, le tout-petit commence à se gagner une identité propre à partir de son premier mensonge réussi. De nouveau littérature et psychanalyse se rejoignent quand, commémorant ces temps anciens, elles reprennent le passé en le réinventant continuellement, de manière tendancieuse. Donc un passé « réel », inatteignable et recréé. C'est une des raisons qui me font, comme vous le dites, porter davantage l'accent sur le *fonctionnement* de l'appareil psychique que sur ses *contenus*. Ainsi, dans mes écrits de fiction (*Kleine Prosa,* disent les Allemands), il n'est pas rare que soient données en premier la structure du paragraphe, l'organisation des propositions, dans lesquelles le contenu proprement dit doit s'inscrire, au risque de se modifier, d'évoluer. De même, reconnaissant que l'identité fait davantage question au cœur de l'intrapsychique que dans les rapports du sujet avec l'objet, l'autre, il faut tout de même préciser que le débat se déroule entre des représentations dans le second cas et avec, corrélativement, le risque d'aggraver le caractère aléatoire des distinctions entre ces représentations. Le caractère flou et incertain des distinctions entre le dehors et le dedans, le soi et l'autre dont témoignent les phénomènes de dépersonnalisation toujours susceptibles de s'actualiser, permet de saisir aussi bien le déclenchement du fonctionnement paradoxal de l'esprit dont il a été question que de ce qu'il permet, à savoir la création d'une « chimère psychologique » – cette dernière dont il est tellement question aujourd'hui –, et faite d'une imbrication des activités inconscientes de l'analysant et de l'analyste.

Autre « semi-création », la séance analytique dotée d'une identité sexuelle, l'idée, me semble-t-il, vous a quelque peu surprise. Certes, je vous suis dans votre interprétation quand vous rattachez le phénomène à l'autonomisation de quelque chose du magma informe qui circule entre les protagonistes, cela concerne « l'être ». N'avez-vous pas entendu tel de vos patients parler de sa séance en disant « ma séance », comme s'il s'agissait précisément d'un bien ou d'un être avec qui il serait en rapport ? Cela étant, dans le cadre de l'effort de mentalisation engagé par l'appareil psychique, à tout nouvel objet on est puissamment porté à accorder une identité sexuelle. Il est effectivement possible, pour répondre à votre question, que le caractère inévitablement séducteur de l'analyste participe à l'érogénéisation de la séance, ce qui est plus que sa sexualisation. Ce qui m'amène, sans trop d'artifice, à revenir sur un point que vous avez relevé : l'idée selon laquelle, paradoxalement, l'artiste sera affecté par une carence de son imaginaire. J'ose à peine soutenir, tout comme le pervers masochique ! À vrai dire, ce que j'ai en vue, c'est avant tout la portée limitée de son activité en tant que solution à son mal-être. Alors que le symptôme névrotique est doté d'une efficience « terriblement » durable. Sans compter, comme le voulait Freud, l'impact de la libération de motions destructrices après la sublimation.

Revenant sur la question du double, vous en distinguez non point deux versions, mais deux moments :

1 / celui où le double peut être identifié à un corps phallique déposé à l'intérieur de l'objet d'amour ;
2 / celui qui procède d'une opération fondamentale, selon laquelle le soi-même archaïque doit d'abord se différencier d'avec lui-même, sous la forme de ce que j'ai appelé un « jumeau », et grâce à l'intervention d'un clivage.

Dans la mise en place de la première de ces deux versions, la « séduction maternelle » – de nouveau –, au sens où J. Laplanche l'entend, est littéralement fondamentale, on l'a vu. Cette séduction fait donc, vous le rappelez, intervenir un objet extérieur. Mais, précision essentielle, c'est le fantasme inconscient de celui-ci qui est déterminant... et donné à déchiffrer par le nouveau-né. Pour répondre à votre interrogation, on est loin des « temps œdipiens » et de l'intervention d'un Surmoi. Palliant une défaillance initiale de la séduction maternelle, c'est la *forme* de l'intervention qui va jouer, le contenu lui-même, prenant en charge de traduire et de compenser une fragilité identitaire. À une patiente en totale détresse et ne se reconnaissant plus quand je lui dis : « Vos contours sont dans ma poche », il ne s'agit aucunement d'une « pensée paradoxale » soufflée par la « chimère », mais de la reconnaissance, dans sa légitimité, du fait qu'on peut être deux, même quand les frontières qui nous distinguent de l'autre sont plutôt un « every man's land ».

Je peux illustrer ce singulier statut du vacillement identitaire en rapportant deux situations exemplaires, bien que connues par beaucoup de personnes présentes. À quelques jours de sa mort, une patiente me dit : « Ce n'est pas moi qui suis malade, c'est l'autre... non je ne suis pas schizo, ne le croyez pas : il s'agit de quelque chose de ténu, une sensation à côté de soi. »

Un collège, le Dr Émile Pernin, me rapporte ce qu'il a observé lors de sa dernière visite à un patient, atteint d'un cancer du poumon, c'était à moins de vingt-quatre heures de sa mort. Comme s'apitoyant sur quelqu'un d'autre, il s'adresse au Dr Pernin : « Vous avez vu comme cet homme souffre et a de la difficulté... », puis, rejoignant fantasmatiquement le Dr Pernin, « alors qu'on est si bien près de la fenêtre », là où, précisément, se tient le Dr Pernin.

Comme on peut le constater, même dans ces moments extrêmes, l'esprit continue, à sa manière, de travailler, ce que démontre cette autre scène tragique. Sur le champ de bataille, lors de la dernière guerre, un jeune infirmier assiste, sans aucun recours, à la mort d'un soldat victime d'une hémorragie cataclysmique. Sortant brièvement de l'état d'inconscience dans lequel il sombrait, le soldat s'écrie, juste avant de mourir : « Je viens de faire un drôle de rêve. »

Quand, m'interrogeant, vous me demandez si ce double, l'apparition du double à la fin de la vie, est monde extérieur plutôt qu'objet, je risquerai une réponse selon laquelle, et dans un tel moment (tout comme dans un roman de science-fiction), le sujet se « dématérialise » pour se poursuivre fantomatiquement dans une créature « vaporeuse » qui lui ressemble énormément. Sans compter que, comme j'ai eu l'occasion de conclure récemment une conférence, j'avançais : « Oh mes objets, il n'y a point d'objets. » Je ne dirais donc pas que le double en question soit un *corps* séparé de l'activité psychique, car *il est* cette activité psychique, laquelle semble se dérouler dans un ailleurs inventé « sur le tas ». Par ailleurs, je ne pense pas que le double de la fin de la vie puisse figurer une séparation corps/psyché, même lorsque le sujet conserverait l'expérience d'un statut où ils seraient unis. Sinon à partir d'un regard extérieur. Le « clivage opérationnel » auquel je fais appel, et si tant est que l'on retienne son rôle dans l' « œuvre en cours », intervient au cœur d'une totalité en déséquilibre économique, pour faire advenir une entité complète, même lorsque celle-ci serait dotée de frontières indécises.

À propos de l'expansion libidinale (pour ne pas dire explosion) dans une période précise et limitée avant le trépas, et de l'accueil qui lui est fait par le thérapeute, vous parlez de la constitution d'une zone érogène. C'est dans le cadre de la relation psychanalytique que j'ai surtout évoqué le phénomène. Mais, après tout, il est possible que l'appareil psychique répète, *in extremis,* l'opération de séduction maternelle qui avait déclenché le dégagement des zones érogènes et, partant, l'invention de sens. Que la tumeur cancéreuse puisse se voir accorder une identité, c'est une action plus ou moins consciente que l'appareil psychique engage naturellement. C'est en ce sens qu'on peut rapprocher l'attitude adoptée à l'égard de la tumeur et celle concernant l'interprétation analytique. Un homme, atteint d'un cancer du poumon, s'était attaché à une interprétation reconnaissant à la tumeur l'identité d'un jumeau inclus qui ne se serait pas développé. Cela étant, il faut bien reconnaître que, scientifiquement parlant, certaines de nos interprétations prêtent à discussion. Ainsi, certaines de nos « rêveries pathogéniques » peuvent nous laisser entendre une parenté d'attitude vis-à-vis de la cellule cancéreuse et du fœtus. À savoir une suspension de la défense immunitaire. On est là au cœur de questions qui retiennent notre attention. S'il n'y avait pas une suspension de la défense immunitaire, le fœtus serait immédiatement rejeté, puisque la moitié de son patrimoine génétique venant du père est étrangère. De la même manière, cette même suspension de la défense immunitaire induit une tolérance à l'égard de la cellule cancéreuse qui peut dès lors se développer. Et comme nous nous trouvons engagés sur le terrain des rapports entre identité et problématique immunitaire, je ne puis ignorer la question de la greffe, qui illustre magistralement ce que je soutiens à propos du caractère aléatoire des frontières entre le dedans et le dehors, le Soi et le non-Soi. Personne ne s'étonne quand, à propos d'une greffe d'organe, on évoque le rejet du greffon par l'organisme du sujet, un greffon vécu comme l'étranger radical. Or, quand, dans certaines leucémies, on prescrit une greffe de cellules souches hémato-poïétiques, il est donné d'observer parfois quelque chose de tout à fait singulier. Certes, parfois, l'organisme du sujet rejette le greffon ; c'est banal. Mais l'inverse peut se produire : le greffon rejette le sujet devenu l'étranger, au niveau même du biologique. C'est à une véritable inversion des identités qu'on assiste, le sujet transformé en parfait étranger devient la victime d'un rejet d'ordre immunitaire. Et cela de s'exprimer de façon spectaculaire : le patient se retrouve écorché vif et il meurt. Le greffon est devenu le véritable sujet et il élimine l'objet, c'est-à-dire le sujet lui-même.

Enfin, vous rappelez qu'en 1973 je disais que la survie n'était possible que grâce à une falsification qui complique et médiatise besoins et exigences, et que s'imposait une réécriture du sexuel (je précise prégénital) en termes de castration. Il s'agit là, effectivement, d'une falsification, de nouveau, on voit le mensonge assurer la protection de la vie. Alors, y aurait-il une authenticité plus grande dans le destin de ce qu'on appelle l'autoconservation ? On l'a vu, au long de cette journée, la question se pose effectivement. Je réponds volontiers par l'affirmative, car le programme d'essence génétique du développement de l'être, conçu pour une durée, ne « meurt pas ». Alors que le pulsionnel sexuel, bien que s'y enracinant, ne survit qu'à « coups de mensonges », continuellement repris et d'une invention perpétuelle du passé, au jour le jour. Et je comprends bien que, un peu malicieusement, vous évoquiez telle parole d'un personnage de London – que je cite en épigraphe – *Le Loup des mers,* affirmant « qu'il reste conséquent avec ses instincts ». Si on prend « au mot » le terme d'*instinct,* je crois pouvoir dire qu'il ne s'agit pas de la pulsion sexuelle, mais de son « en-deçà », l'autoconservation, quand rien ne vient maîtriser la violence des forces qui peuvent déferler en son sein. Alors, vérité, authenticité ? La vérité serait-elle du côté du mensonge ?

Le jumeau paraphrénique de Michel de M'Uzan

MAURIZIO BALSAMO

L'œuvre de Michel de M'Uzan est non seulement connue et appréciée depuis longtemps par les psychanalystes italiens, mais ceux-ci considèrent qu'elle est singulièrement proche d'eux par ses méthodes et par ses contenus. Bien entendu, cela ne présuppose pas qu'il existe une unité de vues dans la psychanalyse italienne : d'abord, parce qu'il ne fait aucun doute qu'il se produit dans tout événement psychanalytique des agglomérats identitaires changeants qui dépendent de la filiation personnelle, des chaînes généalogiques dans lesquelles s'inscrit chacun de nous, de l'issue de conflits (pas seulement théoriques) qui dépassent la durée de vie d'un individu, et enfin du rôle indéniable que jouent les réalités culturelles et institutionnelles propres à chaque pays. Ces réalités, il semble qu'elles puissent être pensées comme une langue commune, mais dans le développement des rencontres et des échanges avec d'autres langues psychanalytiques, on arrive, inévitablement, à construire des sous-ensembles nouveaux dotés d'une réalité autonome. Par exemple, il ne fait aucun doute que l'on peut distinguer dans la communauté italienne des courants plutôt francophones et d'autres plutôt anglophones, qui déterminent des fluctuations complexes et des créolisations imprévisibles dans le code linguistique de départ. Toutefois, malgré ces variations, quelque chose de commun transparaît : probablement l'attention et le rôle donné à la relation comme moteur du processus analytique. Certes, ce concept se déploie différemment selon les différentes théorisations, mais une conviction constante se fait jour : l'espace analytique produit une nouvelle dimension qui est commune aux sujets de la relation et qui fonde les directions profondes du processus analytique dans un entrecroisement complexe entre affinité de couple ou collusions, pactes inconscients et disponibilités potentielles. Historiquement, cette entité a reçu des noms variés : *relation* (au sens de lieu énergétique fondant le couple) opposé à *rapport* (sa forme manifeste et superficielle), à *champ* (dérivé de la théorisation des Baranger), ou encore conceptualisation du *couple analytique* comme un ensemble fortement structuré, avec ses prérogatives et ses fonctionnalités spécifiques.

En particulier, en fonction du niveau d'analyse pris en considération, la théorisation italienne de la *relation analytique,* au sens de structure énergétique profonde et génératrice des infinies configurations du sujet, avait reçu de multiples descriptions : aire *intégrative,* où coïncident des portions significatives des dynamiques inconscientes ; aire *inobservable* mais insistante ; aire d'homogénéisation des individualités et articulée au concept de *sujet.* Ce dernier, en particulier, acquérait les caractéristiques suivantes[1] :

- sujet au sens de concept transindividuel, c'est-à-dire d'agglomérat différent de celui d'individu et comme une fonction de la relation, fonction observante et observée de celle-ci ;

1. Cf. Adamo Vergine, *in* C. Traversa, *Soggetto, relazione, trasformazione,* Roma, Borla, 1987.

- sujet comme *entité* mobile ;
- sujet comme *trame* de relations, organisation provisoire et probable d'une configuration spécifique ;
- sujet comme *empreinte* et *archives* des transformations de la relation.

On considérait de la sorte qu'à l'intérieur de cette perspective, le sujet et la relation se recoupaient l'un l'autre : c'est-à-dire que l'on considérait le sujet comme une composante du continuum relationnel et comme une émergence significative de celui-ci, une organisation provisoire et continuellement changeante, un ensemble des potentialités de la structure. Mais il restait sans doute un élément problématique dans cette théorie : comment penser ce *reste* du sujet qui ne trouvait pas d'inscription dans la relation analytique, étant bien entendu que cette dernière n'est qu'une actualisation de portions spécifiques qui ne pouvaient évidemment pas coïncider (pour amples qu'elles soient) avec la totalité du sujet au sens historique ? En d'autres termes, comme la trajectoire analytique n'est qu'un des voyages possibles qui est rendu historiquement réel par la contingence du couple analytique, elle laisse inévitablement derrière elle des restes de la structure complexe. De fait, il faut inclure dans ces restes à la fois les issues inévitables de tout processus analytique (ce que le processus ne peut pas assumer et qu'il laisse partiellement ou totalement inexploré) et les faisceaux subjectifs qui ne feront jamais partie de la relation analytique et qui s'installent comme des éléments « en souffrance », en attente d'un lieu où converger, ou, inversement, comme des concrétions qu'il est impossible d'élaborer.

Si j'ai insisté sur certains aspects, c'est à la fois pour signaler des affinités et pour indiquer un autre type de

« chimère », cette fois non pas des inconscients, mais des théorisations. Dans sa réflexion, Michel de M'Uzan a tenté en effet de penser un élément que la réflexion italienne sur la relation avait laissé en marge ou qui revient mais de façon inattendue : je veux parler de la question d'un sujet dont la complexité et la trajectoire ne se réduisent pas à l'histoire de la relation analytique. Dans ce cas aussi, il y a de multiples réponses possibles qui vont de l'effacement pur et simple de l'histoire préanalytique du sujet (comme c'est le cas dans la narratologie à la manière de Ferro) à une reprise particulière, comme dans certaines conceptualisations plus nettement antifreudiennes, où on parle tout simplement de la présence concrète du sujet dans la figure incarnée de l'analyste et du patient.

D'autre part, ces deux positions, celle relative à certaines théorisations italiennes, et celle de De M'Uzan, présentent des éléments communs : l'intérêt pour les *transformations* et pour la possibilité de la cure, pour la dialectique inévitable entre les invariants et les fluctuations locales de la structure (comme dans la forme clinique proposée par Michel de M'Uzan avec le transfert paradoxal ou la dépersonnalisation de l'analyste comme possibilité d'être traversé par une altérité), entre les temps et les modes des transformations, etc.

Mais ce qui me semble caractéristique de la pensée de Michel de M'Uzan, c'est l'attention qu'il porte au problème *éthique* et *pratique* de la vérité de la relation analytique et des modalités qui peuvent permettre l'émergence de cette vérité, le seul facteur de mobilisation énergétique. Dans la perspective que suit de M'Uzan et qui est illustrée en particulier dans son dernier livre, « authenticité et fidélité à l'égard de soi-même, dans leur rapport quasiment iconique, tiennent à une totale allégeance du sujet à son soi-même le plus intime, c'est-à-dire à cette entité basale qui s'extrait de l'être primordial grâce à l'invention et à l'intercession d'un double, le label d'authenticité revenant sans partage aux seuls échanges qui unissent le soi-même fondamental et son double. Dès lors, et en toute rigueur, on ne saurait reconnaître une réelle, totale et indéniable authenticité à tout ce qui constitue la trame des rapports interpersonnels »[1].

En d'autres termes, Michel de M'Uzan suppose un moment originel de « dédoublement » du sujet depuis la matrice indifférenciée comme fondement d'un processus d'autoreconnaissance minimale qui *précède* les échanges avec le non-Soi et qui est le lieu d'un dialogue secret où régnerait l'authenticité absolue. La seule vérité du sujet – et c'est ma première question – serait donc celle qui ne change jamais ? Mais pourquoi la vérité du sujet devrait être liée à ce qui reste immutable ? Je reviendrai plus loin sur le problème du double ; pour le moment, je signale le rôle de cette authenticité comme fidélité à quelque chose qui constitue le sujet indépendamment de tout échange relationnel. En un certain sens, on peut dire que pour de M'Uzan la vérité est une vérité individuelle prérelationnelle, une conception qui semble très proche de la distinction établie par Bollas[2] entre *fatum* et *destin* : dans cette théorisation, comme on le sait, le *fatum* serait plutôt l'apanage de la structure – antécédente à la constitution de l'individu – et de ce fait il est nécessairement lié à une dimension d'aliénation ; alors que le destin renvoie plutôt à la construction d'un projet visant à l'expression de l'idiome propre au sujet. Mais si pour se réaliser tout *fatum* exige une singularité qui *réalise* la structure en rétroagissant sur celle-ci, donc en se présentant comme cette forme de

1. M. de M'Uzan, *Aux confins de l'identité,* Paris, Gallimard, 2005, p. 25.
2. C. Bollas, *Les forces de la destinée,* Paris, Calmann-Lévy, 1996.

l'événement (subjectif) qui a besoin d'une structure et qui la transforme en l'actualisant, il est alors tout à fait douteux qu'il existe une distinction entre le transmis et sa modulation subjective. En d'autres termes, comment distinguer ce qui est propre de ce qui est transmis, le *fatum* comme l'*intraduit* et le destin comme le traduit (qu'il soit partiel ou non), si aucune structure ne peut exister sans son actualisation qui la modifie inévitablement ? Comment distinguer, et sur la base de quelles caractéristiques, le sujet comme précipité relationnel, d'un sujet qui précède toute relation et qui prépare inexorablement celle-ci ? Qui sera donc capable d'indiquer le *Caput Nili* de l'histoire qui se déploie sous nos yeux ? Le vécu d'une redécouverte originelle déployée dans une dynamique de dépersonnalisation suffira-t-elle à cela ?

La conjonction que j'entrevois entre de M'Uzan et Bollas n'est pas fortuite. Pour poser la nécessité d'un idiome qui doit se réaliser dans l'histoire sans être contaminé par celle-ci, tous deux ont besoin de cette vérité prérelationnelle et anté-historique, d'un ancrage dans la génétique, dans l'autoconservatif, dans le biologique. Or, bien que je doute fortement de la possibilité d'imaginer un « idiome » ou sa préfiguration qui soient indépendants du rapport avec le non-Soi (sinon dans les termes de cet espace minimal dont nous pouvons par exemple penser qu'il est lié aux cartographies rentrantes des réseaux neuronaux supposés par Edelman, ou aux connexions autoréfléchissantes des populations immunitaires de Varela), il est indéniable que cette perspective tente de manière intéressante de répondre à plusieurs exigences :

1 / La question winnicottienne du vrai soi – au sens de lieu à atteindre indépendamment des narrations ou des déconstructions subjectives, comme le moteur du pro-

cessus et son timon, comme le thème de fond du sujet, comme le thème destinal, au sens qu'il doit essayer coûte que coûte d'actualiser cette dimension – trouverait une correspondance dans le processus d'autoréflexion illustré par la construction du « jumeau paraphrénique » aux origines de la vie psychique.

2 / La tentative de construire une barrière contre les involutions intersubjectives et communicationnelles de la relation analytique, bien illustrées par les théorisations américaines, en essayant de poser à l'intérieur du couple analytique, historiquement occasionnel, une dimension qui dépasse la survenue de l'événement et qui renvoie à une structure sous-jacente, transhistorique, et qui rejette même l'histoire en un certain sens, comme le thème de l'idiome de Bollas. La théorisation par Michel de M'Uzan d'un lieu *originel* du langage qui précède la communication et qui semble s'adresser uniquement à soi-même, va dans cette direction. En réalité, rien ne nous empêche de considérer ces premières lallations auxquelles le sujet reviendrait pour retrouver un soi originaire, non comme l'effet d'une retrouvaille, mais, au contraire, d'un processus de « rentrée » grâce auquel le sujet humain construit avec des procédures autorécursives des cartes qui enregistrent les premières relations verbales et qui les utilisent pour « informer » la construction de réseaux de complexités croissantes. C'est-à-dire de la *création* d'un originaire.

3 / La tentative de répondre au sens de ces reprises particulières du travail analytique, même dans des conditions que nous pourrions qualifier de « temps écoulé », comme dans les situations de patients terminaux ou en tout cas catastrophiques, qui sembleraient indiquer une nécessité, une poussée subjective pour continuer vers une proximité du vrai soi ou, selon la terminologie de Bion, de O.

4 / La nécessité de considérer au sens clinique, mais aussi évolutif et ontogénétique, la question de la différence entre folie et psychose, où la survenue d'épisodes particulièrement troublés dans la cure peut être liée à la tentative subjective de retrouver les conditions de folie originelle qui ont déterminé les moments fondateurs de l'être. En d'autres termes, la folie à retrouver définirait la condition de la pulsionalité originelle du sujet précocement soumise par l'objet à un « encadrement normatif ». Une procédure certainement complexe, mais aussi inquiétante en un certain sens : « Comment faire sienne l'idée selon laquelle la spirale interprétative, propre au travail analytique, a pour vocation de projeter le sujet [...] en direction d'un lieu de folie, résidence du vrai ? », écrit Michel de M'Uzan[1].

5 / Il est indéniable que de M'Uzan est extrêmement attentif à la dynamique complexe de la relation analytique, au point d'inventer une riche fantasmagorie de la structure profonde. Par exemple la *chimère,* le *transfert paradoxal* indiquent l'aspect produit par la superposition/coalescence de deux inconscients, où les pensées ou les potentialités de l'un passent dans l'autre qui devient à son tour le porte-parole ou l'organisateur de ce qui est encore pure virtualité, et où la dépersonnalisation se présente – en cela très semblable à la théorisation italienne sur la relation analytique – comme une tendance de la structure profonde qui essaie continuellement d'effacer les différences. Toutefois, à côté de ce niveau d'homogénéisation, il y aurait non pas un substrat mobile comme *fonction* de cette relation (le sujet, en d'autres termes), mais un substrat, bien entendu lui aussi mobile (de

1. *Op. cit.*, p. 26.

M'Uzan parle à ce propos de sujet *transitionnel*), mais *antécédent* à la relation, et même à *toute* relation (le jumeau paraphrénique).

Michel de M'Uzan écrit en effet : « Les trois formules du statut identitaire (celle de Greenacre, celle de Winnicott et celle du spectre d'identité) partagent un fait des plus importants : selon chacune, en effet, l'identité s'accomplit au sein de l'organisation sexuelle et dans le cadre de la relation avec un non-Moi... » Maintenant, on peut dire, au contraire : « Avant de progresser dans l'acquisition d'une identité propre, en se soutenant d'un antagonisme avec le non-Soi, le Soi-même archaïque doit d'abord se différencier d'avec lui-même [...] Ce soi-même archaïque, essence du sujet à venir. »[1] Il me semble que cela ne fait aucun doute : cette configuration originelle n'est rien d'autre que l'essence du sujet à venir. Pouvons-nous dire alors que de M'Uzan essaie ainsi, et de manière extrêmement paradoxale pour un auteur qui a fait du *spectre d'identité* son cheval de bataille, de faire face à une tentative d'arrêter ce que l'on pourrait appeler une « spectralisation » sans fin de l'identité, de trouver en d'autres termes un *ancrage primordial* aux dérives futures possibles, comme pour garantir une *limite* aux transformations possibles, un *frein* aux modifications et aux inscriptions historiques, un point de *résistance* au pulsionnel dans son effort destructif des différences ? Certes, à l'intérieur d'un spectre, il faut bien concevoir les limites de cette oscillation et de M'Uzan pense en quelque sorte que chacun de nous possède une individualité biologique qui détermine de fait le nombre des oscillations possibles. Mais je me demande si l'on ne passe pas ainsi d'une sorte

1. *Ibid.*, p. 20.

de « gisement » des possibilités qui implique de fait plusieurs potentialités *in nuce* et qui peuvent de toute évidence trouver ou non une actualisation historique, à une théorisation qui entrevoit au contraire dans ce gisement un idiome qui se conserverait *indépendamment* de toute rencontre avec l'histoire, et qui en outre ne recevrait de celle-ci aucune information ou retranscription.

Vu la manière dont j'ai envisagé le problème soulevé par Michel de M'Uzan, on pourrait même penser qu'au moment où il vient au monde et où les premières fluctuations énergétiques produisent des investissements libidinaux, le sujet humain se préoccupe – on pourrait presque dire – de faire une « copie de sauvetage de soi-même », une mise en mémoire, une sorte de photographie de la configuration initiale. Mais il me semble difficile de penser en ces termes. En réalité, je me demande si cette image ne tire pas toute sa force de l'imaginaire génétique où se pose, comme on sait, le problème de la duplication de copies d'hélices jumelles à partir d'une structure originelle au moment de la division cellulaire. De fait, la réplication de l'ADN et l'origine de la vie se produisent grâce à la création d'une copie *en double* (gémellaire) d'une structure originelle. En ces termes, il y aurait une sorte de parallélisme profond entre la dimension génétique et le développement identitaire (mais cela aussi soulève bien des questions). D'autre part, à propos des pulsions d'autoconservation, de M'Uzan parle très précisément de forces qui ont « pour tâche de réaliser les plans d'un programme général de création, de développement et de préservation. Un programme dont l'essence ne peut être que génétique »[1].

1. *Ibid.*, p. 24.

Ce serait donc avec cette copie originelle que le sujet, à travers un phénomène de dépersonnalisation, reprendrait contact dans les moments dramatiques de son existence, comme la mort par exemple. « Un double parce que strictement semblable au sujet, et tel un jumeau parce que né en même temps que lui, cette créature est issue d'une même entité. »[1]

Si cette interprétation est correcte, il est indéniable qu'il s'agit là d'une hypothèse hardie. Car il ne s'agit pas seulement ici d'un travail de différenciation, mais d'un appui qui est en même temps création d'une représentation de soi qui dure dans le temps sans altération, malgré toutes les adversités historiques et relationnelles du sujet. « Il s'agit d'un être psychique dont les traces qui perdurent tout au long de l'histoire de l'individu permettent d'en induire tant la place que la nature. Des traces qui, certes, sont moins flagrantes que celles des phases prégénitales du développement libidinal, mais qui sont pourtant bien repérables lors de l'irruption de la figure du double. Alors se trouvent célébrés, commémorés, sur un mode puissamment original, stupéfiant même, les départs de la vie psychique proprement dite. »[2]

Comme on voit, c'est l'origine même de la vie psychique du sujet qui apparaît, comme une révélation, à travers les mille facettes de l'événement historique. Une condition originelle qui se serait conservée, intacte : j'imagine à travers un processus de clivage qui a permis son intransformabilité. D'un certain point de vue, il ne fait aucun doute que l'hypothèse de Michel de M'Uzan est aussi, comme je le proposais plus haut, une hypothèse sur l'origine du vrai soi. Au sens que ce noyau originel est

1. *Ibid.*, p. 21.
2. *Ibid.*, p. 22.

quand même articulé à une condition de secret, de non-communication, de fondation originelle, de vérité de l'être. Toutefois, ce double ne coïncide pas *complètement* avec le vrai soi, d'abord parce qu'il n'est pas appréhendé comme le programme d'autoréalisation proposé par Winnicott, et ensuite parce qu'il ne concerne au fond ni la vérité des émotions, ni la folie pulsionnelle de Winnicott, car il s'agit, comme l'observait Michel de M'Uzan, de la question de l'autoconservatif, même si quelque chose d'une vérité originelle apparaît quand même au moment où l'on reconnaît un indice de « certitude absolue » à ces états de l'être.

Mais il faut absolument signaler l'implication qui découle des thèses de Michel de M'Uzan : *le fond de l'être serait ce qui échappe paradoxalement aux processus de subjectivation.* Et étant donné que ce fond n'est pas soumis à transcription, il n'entre pas dans le registre de la temporalité, il n'entre pas en jeu dans le rapport avec l'autre, on pourrait même dire qu'il le rejette, vu qu'il se cache à ses yeux et qu'il apparaît aux moments où la fatuité de l'existence se révèle dans toute sa dramatique réalité. Si – du point de vue de Winnicott – le vrai self peut s'inscrire dans la possibilité d'un travail de reprise de ses propres restes psychiques, dans l'actualisation d'une poussée qui trouve un support et un appui pour grandir dans le contact avec le réel, et qui réalise les prémisses pour exister dans la « malléabilité » de l'objet, dans cette perspective un lieu de vérité n'apparaît que quand l'histoire se retire de la scène et qu'elle abroge tous ses droits. Toutefois, il est peut-être possible de reprendre à un autre niveau la réflexion de Michel de M'Uzan : celle-ci apparaîtrait alors comme une reprise, dans l'horizon psychanalytique, de thématiques qui ont caractérisé de manière fructueuse (surtout dans les années 1980 et 1990) le débat sur la genèse de la pensée et la construction du processus de connaissance. Je me réfère en particulier aux études du sémiologue russe Jourij Lotman[1]. En effet, c'est Lotman qui valorisait énormément la fonction de la *gémellarité* dans la genèse de la connaissance et la fonction de l'articulation entre la symétrie et l'asymétrie à l'intérieur d'une structure matricielle. De fait, pour Lotman « la forme structurelle qui combine symétrie et asymétrie paraît être la symétrie énantiomorphe (spéculaire). Un exemple d'énantiomorphisme est l'image de la main droite et de la main gauche ». Les étapes de la formation de l'asymétrie structurelle fonctionnelle peuvent être représentées schématiquement de la manière suivante : *a)* système avec un fort excédent structurel, qui possède pour la même fonction un certain nombre de mécanismes parallèles (superflus), ce qui est certainement caractéristique de l'appareil psychique ; *b)* à ce fort excédent structurel s'ajoute la linéarité du mouvement dans l'espace et dans le temps, ce qui peut être interprété comme la transformation de la structure en quelque chose qui a une histoire et que de M'Uzan, par exemple, envisage comme la co-temporalité du processus autoconservateur et libidinal. L'excédent devient binarité ; *c)* la binarité se transforme en « structure énantiomorphe ».

Ce qui paraît intéressant dans la perspective de Lotman, c'est cette unité originelle, énantiomorphe (en double) qui est le modèle de toute structure dialogique et, à son tour, du processus de connaissance, au sens de rencontre avec une image à la fois symétrique et asymétrique. Les doubles que de M'Uzan a décrits abondamment, ou encore les palindromes, c'est-à-dire des phrases

1. J. Lotman, *La sémiosphère*, Limoges, Pulim, 1999.

que l'on peut lire dans les deux sens, sont des exemples de ces configurations. La relation avec la pensée de De M'Uzan est alors claire : *le jumeau paraphrénique ne serait qu'un cas particulier de structure énantiomorphe, de la nécessité de toute structure vivante, de se construire un double comme lieu intradialogique.* En suivant cette orientation de pensée, on pourrait alors penser, en guise de provocation, que Michel de M'Uzan n'a pas décrit l'essence d'un sujet transitionnel, un double/copie de soi-même, la trace d'un idiome jamais soumis à réinterrogation qui girait dans le fond de chacun de nous, mais un mécanisme *fondateur* du développement psychique, la *création* d'une structure énantiomorphe, et que dans les moments de dépersonnalisation, il ne s'agit pas tant de retrouver ce « Moi archaïque » que de la reprise d'un fonctionnement *génératif* de *bruit*. La « condition originelle » que de M'Uzan a retrouvée ne serait que la reprise d'un mécanisme lié à chaque processus créatif, et l'invention d'un double constituerait la découverte et la figurabilité de ce mécanisme fondamental des processus de développement. Mais, paradoxalement, dans cette direction, on retrouve la question du biologique et de l'autoconservatif !

De même, les lallations, les mots originels précommunicationnels ne seraient que le signe du démarrage de ce mécanisme, une sorte de dynamique autoréflexive dans le but d'extraire de soi, encore une fois, et peut-être pour la dernière fois, les parts énergétiques nécessaires à la reprise d'un cycle de réorganisation identitaire. En ces termes, il s'agirait non pas du noyau archaïque d'une identité en souffrance et que le sujet pourrait reprendre en vue d'un « congé en authenticité », mais d'une *création artificielle de désordre* en vue d'une dernière relance. Il ne s'agit pas, si on a suivi le raisonnement que j'ai développé, de quelque chose d'archaïque, déposé dans le passé du sujet, enfui dans le fond de l'être, mais de quelque chose de *neuf* qui n'a existé que dans sa fonction générative, et qui n'est jamais apparu dans ces spécifiques contenus. Le désordre permet une déstructuration du spectre identitaire, une possible déliaison pour retrouver des nouvelles configurations, une nouvelle histoire à laquelle se confronter.

Tout le monde connaît ce passage du « Roman familial des névrosés » où Freud décrit l'apparition en analyse des traces d'un fantasme refoulé. Indication, sans aucun doute, de la capacité de redécouverte des traces subjectives et qui attestent les premières formes de travail sur l'identitaire (et de fait, qu'est-ce que le roman familial, sinon une acquisition paradoxale du généalogique à travers sa déliaison ?). Toutefois, il paraît plausible d'indiquer une autre perspective, selon laquelle l' « apparition » du roman familial à l'intérieur de la relation analytique attesterait l'actualité du travail de désidentification produit par l'analyse, et sa temporalisation (le déplacement dans le passé) dériverait de la nécessité de *se représenter* comme l'unique *auteur* du processus (avant le travail mis en œuvre par le couple analytique), ébauche de dissolution identitaire qui, dans la datation rétroactive, aurait appartenu *depuis toujours* au sujet, en le garantissant donc contre le risque d'une nouvelle inscription identitaire aliénante. Caractère paradoxal d'un processus de retranscription qui a besoin pour se légitimer de se fonder dans l'illusion d'en être le *seul* auteur, alors qu'il se produit grâce à un autre. Mais en ce sens, encore une fois, ce double originel, ce jumeau paraphrénique, ne serait que l'image nécessairement archaïsée (car seul l'archaïque peut contenir un fantasme d'autogénération) de la célèbre natte du baron de Münchhausen, grâce à laquelle, comme on sait, celui-ci échappa aux sables mouvants, insoucieux du fait que celui qui tirait et celui qui était tiré était la même personne.

Comme cela est évident, il reste aussi au terme de cette réflexion un point aveugle, une question que nous devons être reconnaissants à Michel de M'Uzan d'avoir soulevée : au fond, comment expliquer le mystère de cette urgence de reprise des questions personnelles ; comment expliquer cette exigence parfois impérieuse et tragiquement éthique de vouloir reprendre un dialogue avec soi-même, quand il est désormais trop tard ? Travail du narcissisme, qui essaie de la sorte d'avoir quand même le dernier mot sur soi ; exigence de trancher le lien avec les autres dans une condition de plus grande vérité et donc de plus grande transmissibilité de sa propre mémoire ; nécessité de contacter l'ultime limite de ce spectre d'identité qui s'est tracé au cours de l'existence ; acceptation et interrogation de son propre destin ? Le mérite de Michel de M'Uzan est de nous soumettre à ce doute immense et inquiétant, indépendamment de toute construction théorique et de toute nécessité subjective personnelle.

Réponse à Maurizio Balsamo

MICHEL DE M'UZAN

Comment ne pas vous suivre, cher Maurizio Balsamo, quand vous faites état de la diversité des positions théorico-doctrinales affectant nombre de pays – la France comme l'Italie. Diversités, voire divergences, qui, vous le relevez, sont surmontées dès lors que l'attention est orientée, focalisée par une même référence à la relation – la relation avec l'autre et telle qu'elle se laisse découvrir dans les cures. Ce qui, rappelons-le au passage, confère la primauté au fait clinique.

Cela étant, il me semble – et c'est une première remarque que j'avance –, assez généralement on n'insiste pas suffisamment sur l'ambiguïté même de la notion de sujet. Combien de fois n'ai-je pas cité le poète pour qui « Je est un autre ». Or, dans les écrits sur la problématique identitaire, on observe souvent la trace d'une difficulté pour ainsi dire structurelle – et en dépit d'affirmations contraires – à concevoir un statut du sujet dont l'unicité ne dépendrait pas d'une relation, d'un lien, avec un objet suffisamment indépendant. Il est sans doute par trop dérangeant de s'imaginer sans délimitation, sans frontières ; insoutenable de se concevoir comme un espace dont les limites incertaines procéderaient seulement de la portée (au sens de l'amplitude d'un jet) des forces qui déferlent en lui. Ce sur quoi, et on sait que j'y insiste, on est autorisé à penser/poser, vous le faites, que demeure toujours un *reste* dépourvu d'inscription dans la relation analytique. Il en a été largement question aujourd'hui. C'est donc très logiquement qu'on induit de l'existence de ce reste... que la relation analytique n'est pas toujours ce que l'on croit ! Est-elle moins, est-elle plus, ou mieux autre chose en plus ? Quoi qu'il en soit, il est clair qu'on ne peut s'arrêter à ne reconnaître à la situation analytique que la seule approche de la psychosexualité. Ce qui, pour une part, était pourtant implicitement mon effort quand j'ai introduit la notion de *chimère psychologique* – dont Françoise Coblence vient de parler –, monstre issu des acoquinements entre les inconscients des protagonistes de la cure. Quant à la présence *concrète* des héros de l'aventure dans la séance analytique... on peut rêver !

Cher Maurizio Balsamo, quand vous abordez, très tôt dans votre propos, la question de l'éthique, de la vérité dans la cure, vous touchez bien un point essentiel, mais intellectuellement troublant. Vous vous demandez en effet si la seule *vérité* serait celle qui ne change jamais. Ce qui renvoie, en fait, à ce *reste* dont vous parliez. Le renoncement au mensonge, éventuellement inconscient (!?), mais garant de l'authenticité (Ferenczi), n'est pas séparable de la nécessité du mensonge pour gagner et assurer l'identité (Tausk). La vérité « absolue », obligatoirement prérelationnelle, serait incompatible avec la poursuite de la vie. De ce moment théorique on s'approche « asympotiquement » quand la notion de *distinction* perd de sa rigueur, comme on l'observe lors des phénomènes de dépersonnalisation ou d'inquiétante étrangeté. Parallèlement, on reconnaît la précession de la satisfaction du besoin sur l'accès au plaisir, l'un, toutefois, annonçant et engageant inexorablement l'autre. Je ne suis donc guère éloigné des propositions de Bollas pour qui le *fatum* précède le *destin,* avec une primordialité de la génétique et de la biologie. Freud ne l'accepterait-il pas ? C'est le lieu, si j'ose dire, de me permettre d'avancer ici une « rêverie ». Et si la seule expression/manifestation d'une vérité réduite à l'authenticité absolue était fournie par la *concaténation de la reproduction et de l'identité,* dont le phénomène biologique de la *scissiparité* donne le modèle ? Laissons aux fantasmes phylogénétiques un temps de parole. Dès lors, on avancera l'hypothèse selon laquelle quelque chose du phénomène en question devrait perdurer au long des temps et au sein de l'être psychique des espèces les plus complexes, l'être humain par exemple. Le phénomène de la scissiparité, dont il n'est pas interdit de penser que le mécanisme psychique du *clivage* est son écho, maintiendrait donc pour toujours une articulation foncière entre authenticité et immortalité, tout en proposant à la « chose vivante » de choisir l'histoire, le sexe, le mensonge et la finitude.

Revenons, non point sur terre (encore que...), mais à la redoutable question que vous posez en évoquant une conjonction entre mes vues et celles de Bollas. Si l'idée de vérité pré-relationnelle, entée dans l'autoconservatif (donc, à certains égards, anté-historique) est une nécessité, comment, par ailleurs, imaginer un *idiome* quelconque, ou même sa préfiguration qui serait indépendante d'un rapport avec le « non-Soi ». À cela je répondrai, tout bêtement, que l'idée d'un non-Soi implique, *ipso facto,* celle d'un soi préalable. Or, en ces temps dont nous parlons, le nourrisson n'est un être distinct qu'aux yeux de l'adulte que nous sommes. Ce qu'il est, en fait, doit être assimilé à un espace indéfini, sans limites assurées, essentiellement spécifiées « économiquement » par le déferlement d'énergies pures, sans qualités. Le sein, le gros orteil de celle, de celui, de ça qui composent l'espace en question sont identitairement impossibles à distinguer l'un de l'autre. Dès lors, la précession d'un quelque chose de non catégorisable est une obligation tout aussi impérieuse que celle d'un « pré-langage », d'un « idiome », trace d'un idiome, etc., qui trouvera à s'exprimer beaucoup plus tard, par exemple lors de phénomènes de dépersonnalisation, ou lors de ces moments féconds où se trament les délires. En vérité, reconnaissons-le, on n'observe jamais qu'une négociation entre des « langages » (que sépare, distingue l'historique relationnel).

Mais, si on admet l'existence d'un lieu originel (pour reprendre votre mot) du langage, des manifestations oroverbales, et dont *l'idiome identitaire* serait l'héritier, pourquoi les traces de celui-ci seraient-elles retrouvailles et non création ? L'originaire ne serait-il pas inventé, demandez-vous ? De nouveau, Artaud, scandant « O dedi / o dada orzoura / o dou zoura / a dada skizi, etc., semble légitimer votre interrogation. À ceci près que les organes, les membres, les fonctions corporelles dont nous dépendons ne peuvent pas faire n'importe quoi. Seuls certains gestes, certaines modalités fonctionnelles appartenant à l'autoconservatif sont possibles, et ces *capacités encadrées* de demeurer disponibles, au long des temps, car constamment remémorées et répétées. Comme cela nous est encore donné de le reconnaître dans des situations extrêmes, aux approches de la mort par exemple.

L'originaire, encore et toujours ; mais, de quel originaire parle-t-on ? Quand, même sous les formes les plus archaïques, folles, s'installe l'ordre relationnel ? Ou bien avant, en tant que « chose biologique » qui, je me répète, dispose d'une antériorité et de modalités fonctionnelles qui ne se perdent jamais. J'aime bien l'idée d'un *originaire* qu'on créerait. Mais je ne puis concevoir, comme je le disais à l'instant, qu'un « reste biologique », ou mieux sa représentation intégratrice au niveau psychique, cesse d'être actif. Un appareil psychique à construire, une pulsionnalité sexuelle également à inventer en tant que quantité de travail à lui imposer. Donc retrouvailles *et* création, car on n'accède jamais qu'à des formes en constante transformation. L' « économique » est d'abord sans qualité, le sens ne lui vient que secondairement à mesure que, précisément, l'appareil psychique continue de se construire. Un appareil psychique conçu pour gérer au jour le jour (plus ou moins bien) les capacités de mentalisation de ce qu'on nommera le sujet. Le lieu où cela se joue dans les temps premiers n'est pas doté de frontières. La gestion de ce qui s'y passe appartient, en partie sans doute, à une entité, elle aussi inventée, le *double,* qui va engendrer mon « jumeau paraphrénique », doté, lui, d'une parole immortelle. Alors, « retrouvailles » ou « processus de rentrée » ? Les deux, peut-être, en attendant de nouveaux arguments. Quoi qu'il en soit, c'est dans les « cures extrêmes », quand vacille l'identité, que la personne, « idéalement » (si j'ose utiliser le vocable), semble animée par un puissant mouvement orienté vers un vrai soi (forcément illusoire), le O de Bion, peut-être. L'illusoire ne se confondant pas avec la *réalité,* mais avec une *vérité,* c'est-à-dire un mensonge intégrant et Ferenczi et Tausk – ce qui n'est pas facile à entendre. L'illusion tient à ce que le sujet, au mieux dont il est capable et dans une dignité impressionnante, ne tente de rejoindre que ce qui, dans son histoire, est l'histoire d'un être ouvert sur des langages à venir, pour travailler l' « humus » dans lequel s'originent le fonctionnement psychotique et l'art extrême. Ces instants, ce qui s'y passe, célèbrent l'avènement du pulsionnel sexuel archaïque, moins « vrai » que l' « encadrement normatif » dont vous parlez, mais inventeur génial, j'y reviens, du mensonge fondateur de l'histoire. Le fonctionnement psychotique, de mauvaise réputation, mais qui n'est pas la psychose-entité, retrouve en le réactualisant un temps primordial dans le développement de la personne.

Il est exact, et tout comme vous le faites remarquer, que, *in fine,* je soutiens l'idée selon laquelle l'histoire du sujet se fait selon deux lignes en développement, dont on pourrait dire qu'elles sont opposées, voire contradictoires. Je m'explique. Selon l'une j'ai réuni la notion de *chimère,* avec son fonctionnement paradoxal et le *spectre d'identité* qui exprime les déplacements de la *libido,* au long des franges d'un spectre allant de la représentation de soi à celle de l'autre – perspective en quelque sorte historique. Selon l'autre, « anté-historique », le développement s'opère indépendamment de toute relation – y compris avec mon *jumeau paraphrénique* à venir ; le statut de « l'être/chose » est étranger à toute pulsionnalité sexuelle. La tâche à lui imposer est de se distinguer d'avec lui-même, et non à partir d'une opposition (à venir) avec l'autre, un non-Soi. La tension apparente entre ces deux modalités de développement tient d'abord au décalage temporel de leur mise en œuvre, même si très vite s'impose leur entrelacement. Mais il y a aussi le fait, à certains égards significatif, que pendant longtemps j'ai quasiment identifié identitaire et narcissique. Alors que seul le « narcissique » appartient à l'ordre psychosexuel, au destin de la libido. L'identitaire premier étant lui, comme on l'a vu, enraciné dans le seul programme autoconservatif d'essence pleinement génétique, certes représenté au niveau psychique (pulsion du Moi ?) et au service du fonctionnement de la « baraque », cerveau compris. Mais cette antériorité de l'identitaire n'est pas n'importe quoi. C'est ce qui est au plus près de ce *programme général de développement, de création et de préservation d'essence géné-*

tique, qui comprend son extinction au terme d'une durée programmée – combien de fois n'y suis-je pas revenu aujourd'hui ! L'invention/création d'un double par clivage que j'ai avancée s'accommode parfaitement de votre idée de « copie originelle » d'un soi-même archaïque à préserver, en tant que tel et dans ses responsabilités, jusqu'à l'extinction prédéterminée de l'entité vivante. À cela, l'histoire et ses aléas ne peuvent rien. On touche à l'élémentaire de l'être dans son plus vrai, un élémentaire intransformable qui ne survit pas isolément certes, mais dont la présence active et sans faille s'impose. Hypothèse hardie dites-vous. Ne peut-on cependant pas reconnaître, même si l'on est psychanalyste et avec toutes les tentations impérialistes que cela suppose – Freud n'est pas loin –, qu'il est difficile de nier l'enracinement de l'esprit dans le corps... En commençant tout juste de naître, ou plutôt d'exister, la chose vivante destinée à devenir un être humain, mais tout juste issue de la rencontre entre les gamètes mâle et femelle, est, j'y reviens, assujettie aux exigences d'un programme de développement et de finitude d'essence génétique. Programme dont l'activité est ordonnée par des *seuils* de fonctionnement. Au-delà ou en deçà de ces seuils, leur franchissement ne permet pas à la vie de se poursuivre. Je parle des constantes biologiques. C'est cela qui est intransformable. Un intransformable qui ne peut pas ne pas être « représenté », pour un organisme intégré, dans les structures qui soutiennent, constituent, gèrent, *in fine*, ce qu'on appelle l'*appareil psychique.* Il y a bien un intransformable, et c'est, en revanche, la figuration de cet intransformable, l'ensemble des remaniements du « perçu », qui peut être objet de transformation. Le double est un des agents de ces opérations. Jamais un miroir ne livrera des images différentes du même objet qui lui fait face.

On peut évidemment faire l'impasse sur ces propositions et *décider* que le vrai soi ne commence (ou ne se conçoit) qu'à partir du moment où la chose vivante expose sa différence, voire accède à la parole.

La question est taraudante. Je soutiens que le fond de l'être est ce qui échappe à la subjectivation. Au passage, je dois rappeler que, de ce fond, vous dites qu'il échappe à la transcription. Il y a peut-être malentendu, car, s'il n'entre pas dans le registre de la temporalité, dans l'histoire avec ses fureurs, il est tout de même enregistré (une forme de transcription) dans un appareil psychique « fonctionnellement complet » et où, pour le meilleur (communauté biologique) ou pour le pire, quand la personne ne conçoit l'autre que doté du même mode de pensée que lui (la réduplication projective). Ainsi, le fait que le lieu de vérité n'apparaisse que lorsque l'histoire se retire n'est pas contradictoire avec l'idée selon laquelle le « double », avec ses exigences fondamentales, continue de parler chez un « sujet transitionnel ». On retrouve ici le caractère aléatoire de la notion de frontières.

Je suis donc très sensible à votre suggestion de rapprocher, pour une part, certaines de mes vues de celles du sémiologue Lotman et pour, corrélativement, me demander, avec vous, si mon « jumeau paraphrénique », le double surtout dont il procède, ne constitue pas une structure énantiomorphe. Et je le fais d'autant plus volontiers que, dans cette journée, j'ai été amené à faire état d'un épisode de la vie où le fantasme d'une relation de symétrie avec mon vis-à-vis laissait entendre qu'on pouvait être mort sans le savoir. Ainsi, je tente bien de décrire un moment du mécanisme fondateur du développement de l'être, dans son parcours psychique à venir. Faut-il en distinguer ce que vous nommez l'essence d'un sujet transitionnel ? Je ne sais trop. De toute manière, le

« noyau identitaire archaïque » (gardons l'expression) se maintient avec toutes ses exigences de base, tout en préservant des lieux « disposés » sur lui où la séduction maternelle fera « bourgeonner » des zones érogènes. La « chose » entre ainsi dans l'histoire, c'est-à-dire mourir demain et non immédiatement. Il y a bien là, comme vous le dites, je crois, *création artificielle de désordre,* à condition que la nature, pythonisse perverse, ne nous fasse « gober » que nous disposons d'un zeste de liberté, par exemple celui de nous engendrer nous-même.

Le dernier râle d'Éros

JACQUES ANDRÉ

« Le travail du trépas », « Dernières paroles », « La mort n'avoue jamais », ces trois articles paraissent successivement en 1976, 1981 et 1996. Chacun ponctue l'un des trois volumes publiés par Michel de M'Uzan dans la collection « Connaissance de l'inconscient ». C'est dire la continuité qu'ils marquent au fil de l'œuvre d'une préoccupation clinique et d'un thème théorique pour lequel le titre du premier article, *Le travail du trépas,* a valeur générale.

Ces trois textes ont en commun de réfléchir à partir d'une expérience analytique singulière, celle qui peut être menée avec des patients condamnés à mourir à brève échéance, n'ignorant rien, ou presque, de l'état de maladie qui est le leur. Parce que cette maladie est généralement un cancer, la mort est programmée, sinon la date arrêtée. Si toute représentation-but fixée à l'analyse empêche et gêne son mouvement, il reste malgré tout ce que l'on pourrait appeler sa visée générale, celle du changement psychique, lequel se confond le plus souvent avec le progrès d'une liberté intérieure. Que la mort réelle du patient et le terme de l'analyse ne fassent pratiquement qu'un – la dernière séance de la patiente évoquée dans « Dernières paroles » a lieu trois jours avant qu'elle ne meure – paraît, au contraire de la liberté de mouvement et de temps que nécessite l'analyse, imposer des conditions condamnant l'exercice, le vouer à l'échec. Et pourtant...

Que Michel de M'Uzan soit revenu à plusieurs reprises sur le sujet n'en fait évidemment pas un spécialiste de ce genre de traitement. La circonstance clinique demeure exceptionnelle, sinon unique. Il est toujours déroutant pour celui, étranger à la psychanalyse, de voir se constituer une théorie, par définition générale, à partir de l'expérience singulière d'une cure. Fonder l'épistémologie psychanalytique au-delà du cercle des initiés relève plus ou moins du défi. Mais que dire quant à cette singularité « générale » s'ajoute encore la particularité d'une expérience, que le praticien lui-même n'a guère de chance de rencontrer qu'une fois ou deux dans sa vie d'analyste, quand il la rencontre. Michel de M'Uzan fait à l'inverse le pari convaincant que de ce *momento de la verdad* quelque chose de l'essence de Psyché se révèle. Mon propre pari est un peu décalé, il consiste en une hypothèse : celle que ces textes consacrés au travail du trépas condensent, qu'ils sont un peu la quintessence des thèmes organisateurs de l'œuvre de Michel de M'Uzan.

La mort est proche, elle est annoncée. Mais ce que ces hommes et femmes viennent demander à l'analyste n'est pas de les aider à mourir, à trépasser, plutôt à vivre le temps qui reste. La vie tant que la vie dure. Ils ne sont pas à l'abri de baisser les bras, mais c'est à leur rage de vivre qu'ils cherchent un allié, ou mieux un partenaire, tant ce mot est sexuellement connoté. Le travail du trépas n'est pas une figure parmi d'autres du travail du deuil, il en serait plutôt le contraire tant il épouse une dynamique inverse ; inséparablement bien sûr du fait qu'il s'agit alors de sa propre mort et non de la mort d'un autre. Ce qui caractérise le travail du deuil est un long processus de

« détachement ». *Lösung, Ablösung, Auflösung,* le texte allemand de Freud joue de ces nuances que le français ne peut que rendre approximativement entre détachement, dissolution, séparation[1]... L'idée est celle d'une libido qui retrouve petit à petit sa liberté d'investissement en se dégageant trait par trait, point par point de l'objet mort. Le travail du trépas est celui d'une libido qui, loin de se détacher, s'accroche. La mort arrive, et sa promesse d'extinction, c'est *donc* l'heure de brûler ses derniers vaisseaux, sûrement pas de les tenir à l'abri. Les patients évoqués par Michel de M'Uzan sont pris d'un élan pulsionnel, leurs objets d'amour sont surinvestis, à commencer par celui que le transfert propose. Alors que menace le retour à l'inanimé, l'animation psychique est portée à son maximum. Expansion libidinale et appétence relationnelle, le désir témoigne d'un « embrasement vorace ». Cette sexualité porte la marque de l'infantile, celle de la plasticité et de la polymorphie. Les buts libidinaux sublimés sont aussi recherchés que les buts directs, il n'est pas rare que le travail du trépas s'accompagne d'une impulsion créatrice. La voix de l'inconscient est celle de la liberté et de l'invention. Un inconscient vivant, vivace, aussi proche que possible d'Éros. Si près de la mort, mais si loin de la pulsion de mort. Il se révèle encore une fois possible, au cours de cette phase terminale d'analyse, de changer le passé, de le réécrire, d'en renouveler le récit. L'élan libidinal est impérissable. « Il est possible, écrit Freud, que rien de plus ou moins significatif ne se produise dans l'organisme sans fournir sa composante à l'excitation de la pulsion sexuelle. »[2] Rien, pas même la maladie mortelle. L'inconscient ignore le temps, la négation... et toute décence.

1. *OCF,* XIII, 265.
2. *OCF,* VI, 141.

On peut espérer se construire jusqu'à l'extrême limite, sans que soit altérée la pérennité de l'investissement objectal. Le travail du trépas est un travail antimélancolique.

C'est le désir du patient, c'est aussi celui de l'analyste. Christian David, vieux complice de Michel de M'Uzan depuis *L'investigation psychosomatique,* s'est fait le chantre d'une tout autre attitude quand il évoque « le deuil de soi-même »[1], ou le repli narcissique du mourant entre soi et soi. Eissler, aux prises avec des circonstances cliniques semblables, avait déjà prôné ce type de choix psychothérapique : quitter ses proches avant de mourir, s'en détacher, en faire le deuil[2]. Précéder la mort, jusqu'à en abolir l'événement. Où s'entend très clairement l'écho de l'idéal ataraxique du sage stoïcien, mais aussi la prétention de Narcisse à maîtriser la mort elle-même. Suivre cette tentation de Psyché de se tourner vers le silence, note Michel de M'Uzan, consiste à faire en sorte que l'ombre du Moi tombe sur le Ça, à jouer le triomphe du Moi-réalité contre Éros et le Moi-plaisir. Car c'est un paradoxe, qui fait que l'économie restrictive, conservatrice, de l'autoconservation dans un pareil moment devient la complice de la mort. C'est une idée répandue, et pour le coup fort peu stoïcienne, que l'être humain voit défiler toute son existence en images au moment même où elle va finir. En humoriste, défenseur du point de vue de l'autoconservation, Cavanna en avait fait une boutade : « On dit que l'homme qui est en train de se noyer voit défiler sa vie en un instant... alors qu'il ferait mieux de nager. » Le patient aux prises avec le travail du trépas, non seulement prend le temps de regarder passer

1. In *Revue française de Psychanalyse,* t. LX, n° 1, 1996.

2. *The Psychiatrist and the Dying Patient,* 1955, New York, Int. University Press.

les images, mais il en réclame, il en invente d'autres. Contre la claire conscience stoïque, il joue l'inconscient obscur et libre, ténébreux et ludique.

Le deuil de soi-même, comme tout travail de deuil, est un ouvrage solitaire ; il faut être deux pour mener à bien le travail du trépas. L'intersubjectivité du transfert, son ouverture sur l'objet en est la condition de possibilité. Vers quel autre se tourner ? Les proches sont trop proches pour pouvoir suivre. Ils pressentent la menace, être emporté dans la passion de la mort par l'amour de celui qui meurt. Je garde le souvenir, à faire frissonner, de cette femme, cette patiente, qui évoquait sa présence au pied du lit d'agonie de son vieux père. Celui-ci, plus emporté par une levée sénile du refoulement que par le travail du trépas, après lui avoir jeté une œillade égrillarde et lui avoir demandé de se rapprocher, avait posé sa main tremblotante sur sa cuisse en essayant de remonter sous la robe. Si ce n'est pas à une expérience démentielle que sont affrontés les proches des patients soumis au « travail du trépas », c'est quand même à une conjonction de l'amour et de la mort aussi fascinante que dangereuse. Il y a, chez celui que la mort accompagne, l'espoir inconscient de marquer l'objet d'une empreinte indélébile, de se survivre en lui. Autant de fortes raisons de fuir cette fête aux accents maniaques, de se détourner de ce baiser de la mort. C'est donc plutôt un soignant, un médecin, un psychanalyste à qui échoit d'être l'autre, celui avec lequel va se constituer une « dernière dyade ».

Les cas évoqués par Michel de M'Uzan, celui qu'il cite relaté par Janice Norton[1], sont ceux de malades atteints de cancer. N'est-ce là qu'un hasard ou « travail du tré-

1. « Treatment of a dying patient », in *The Psychoanalytic Study of the Child,* V, XVIII.

pas » et cancer auraient-ils une manière d'affinité ? Il n'y a évidemment pas de « nature » psychique intrinsèque du cancer et sa réception, le traitement d'âme dont il fait l'objet, varie à la mesure de la diversité de ses hôtes. Mais quand même... Tout se passe comme si le mode de progression du cancer le rapprochait d'un autre « corps étranger interne », l'inconscient. On se souvient du *Mars* de Fritz Zorn. Cancer, le « crabe », le fantasme préside à sa désignation. Si le travail du trépas s'oppose au travail du deuil, par contre il emprunte au travail du rêve. Chacune des évocations cliniques témoigne d'une mise en forme psychique de la maladie, parfois proche de l'image du crabe, « la mère-araignée » ; ou sollicitant une fantasmatique de l'engendrement : comme une grossesse, le cancer occupe le vide, il rapproche « porter la mort » et « porter un enfant ». Certes, l'énoncé : « Cancer, qu'est-ce que cela évoque ? », n'est pas prononcé. Mais sa fécondité associative n'en semble pas moins sous-jacente. Loin d'être forclos, le cancer est plutôt repris dans une sorte d'hypocondrie. L'hypocondrie d'une maladie bien réelle !

Le travail du trépas et le corps intérieurement gagné par le cancer, leur combinaison, proposent une image symétrique et inversée de celle qui associe une psyché opératoire et une maladie psychosomatique. Dans ce dernier cas de figure, du psychique intraitable s'empare du corps de façon insensée. Avec le travail du trépas, c'est à l'inverse un corps en dysfonctionnement qui en appelle à Psyché pour prendre sens. Celle-ci répond aux processus morbides à l'œuvre dans le soma par une mise en scène, une dramatisation, une personnification du cancer. Au corps envahi par les métastases répondent les « immenses capacités » de la vie psychique. Somatiquement malade, le corps est psychosomatiquement intact. Et quand le désespoir, malgré tout, menace de l'emporter sur la vie de Psyché, le psychosomaticien, derrière le psychanalyste, retrouve quelque chose de sa brutalité : « On n'est pas là pour geindre, mais pour faire quelque chose. » Faire une analyse.

Je suis sorti de la lecture des ouvrages de Michel de M'Uzan avec une sorte de conviction : celle que la dimension psychosomatique y tient une place paradigmatique. Comme peut l'être la problématique *borderline* pour Winnicott, l'hystérie pour Jean Laplanche, la mélancolie pour Pierre Fédida ou les figures du narcissisme négatif pour André Green. De la façon dont je me représente les choses, l'organisation (ou la désorganisation) psychosomatique constitue pour Michel de M'Uzan le degré zéro, ou le niveau le plus rudimentaire de la façon dont Psyché fait face à ce qui la menace. Très inspirée du modèle freudien des névroses actuelles, l'idée est celle d'une défaillance de la « libido psychique » à pouvoir traiter l'événement, le trauma, d'une incapacité à le métaboliser, à le symboliser, voire même à le constituer comme représentation inconsciente. La sexualité infantile est sinon absente, au moins sa polymorphie, sa plasticité font défaut, faute de pouvoir s'étayer sur une réserve suffisante de représentations préconscientes. Reste une masse énergétique, une « force sans qualité » cherchant l'issue la plus courte, sur le mode de la décharge. Pour le coup, le modèle est celui d'une sexualité plus proche du fonctionnement génital que des détournements de l'infantile. Entropie, énergie dégradée, rupture de la digue du pare-excitations, la machine psychosomatique est un appareil thermodynamique rudimentaire et mal foutu, jamais très loin de l'implosion. S'il s'agissait là d'une affirmation théorique, je me sentirai avec elle en profond décalage. Mais si cet énoncé à la fantaisie du mythe[1], la question de l'accord ou du désaccord ne se pose plus.

Le dualisme propre à la théorisation de Michel de M'Uzan pourrait se présenter ainsi : d'un côté, l'économique, l'énergétique, la quantité, la décharge, le retour au zéro, la désorganisation, la déliaison. De l'autre : la différenciation topique, la dynamique, la symbolisation, la construction historique, la qualité, la liaison[2]. D'un côté le principe de Nirvana, soit « l'exigence impérieuse de décharge dont l'allure de rupture est associée au retour à une apparente nullité ou stabilité énergétique ». De l'autre Éros, et ses « mille et un visages ». Sommes-nous si loin de l'opposition freudienne entre pulsion de mort et Éros ? Le refus de Michel de M'Uzan à se rallier à LA pulsion de mort ne l'empêche évidemment pas de faire leur place aux processus d'autodestruction, à la compulsion de répétition, au retour à l'inanimé. Il y a un en dehors du principe de plaisir pour lequel le retour à l'identique fait figure de synthèse. De là à réunir sous le chapitre d'une entité quasi philosophique, shoppenhauerienne, ces différents destins, c'est Non... Que Freud n'ait jamais songé à soutenir pour ladite pulsion, une destrudo, une énergie propre est, pour Michel de M'Uzan-l'économique, un argument de poids. La pratique analytique appelle à maintenir la pluralité des faits cliniques contre la généralité, la totalisation philosophique. Et puis, peut-on être

1. C'est lorsque Michel de M'Uzan évoque l' « être primordial » qu'il me semble le plus près de son mythe d'origine : « Être basal des tout premiers temps de la vie, entité qui se dérobe à une perception distincte, un "cela", le *où* l'emportant sur le *qui,* un lieu traversé par d'énormes quantités d'énergie déferlante n'obéissant qu'au seul principe de la décharge, un véritable chaos » (in *Aux confins de l'identité,* p. 20).

2. Ce qu'un tel dualisme doit au couple herméneutique de la force et du sens est aisément repérable.

psychanalyste, travailler au changement psychique, si l'on est convaincu que le dernier mot de l'inconscient est prononcé par la pulsion de mort ?

Travaillant au plus près de la mort, le travail du trépas est paradoxalement un travail aux origines. Quelque chose du commencement attend la fin pour trouver la forme de son expression. « Dernière dyade », les mots de Michel de M'Uzan pour désigner le couple transférentiel réunissent les deux extrémités : se mettre complètement au monde avant de disparaître, naître *enfin,* faire coïncider naître et mourir, réunir la première et la troisième déesse grâce à la médiation de la seconde : Libido. Crépuscule flamboyant, « en guise de viatique une ultime érection »[1], la fécondité inconsciente de ces derniers moments n'est pas sans évoquer la « transparence psychique » dont se montre parfois capable la femme enceinte.

D'où peuvent naître les obstacles à un tel travail ? Les proches ne peuvent y faire face, il s'en faut que l'analyste soit à l'abri des risques psychiques qu'une telle démesure fait encourir. L'obstacle premier est le contre-transfert, plus précisément les réserves du Moi de l'analyste à s'embarquer pour Cythère, à suivre les chemins d'une si profonde régression. Le travail du trépas est en lui-même un moment *borderline.* Si le cancer n'est pas forclos, la mort, elle, est clivée. « Je sais que je vais mourir / je (on) n'en sais rien. » Michel de M'Uzan aime citer le mot de Toltoï : « Et si la mort faisait une exception pour moi ? » L'inconscient de Freud, celui qui ignore toute représentation de sa propre mort, ne pense pas autrement. Dans ce moment de dilatation narcissique, les frontières de

1. Georges Brassens, *L'ancêtre.*

l'être sont brouillées, la marge entre le dehors et le dedans s'estompe, les phénomènes de dédoublement se multiplient, le risque est schizoïde. Psyché en appelle à ses richesses psychotiques, elle met en scène la décomposition de la personne psychique, elle conduit les deux partenaires au bord des formations délirantes. Si le moment transférentiel est *borderline,* le patient lui ne l'est pas. Sans doute faut-il un fonds œdipien bien constitué pour que cette liberté avec les limites soit permise sans que la psychose, la démence balayent le tout. Un fonds œdipien solide, mais qui ne soit pas cadenassé par un « Moi fort ».

Au-delà de l'exceptionnelle circonstance, Michel de M'Uzan donne ainsi à entendre sa théorie générale de la pratique analytique. L'analyse est *borderline* ou elle n'est pas. Le système paradoxal, le spectre d'identité, la chimère... toutes ces notions évoquent des phénomènes aux frontières de la dépersonnalisation. Une topique psychique mouvante se dessine entre transfert et contre-transfert où les inconscients s'imbriquent, plus qu'ils ne communiquent. Un autre est Je, et pas seulement Je est un autre. Pour une telle perspective, le texte « technique » freudien de référence est « L'inquiétant », *Das Unheimliche.* La critique des interprétations trop secondarisées, l'idée que la chimère est à la source de la névrose de transfert, une névrose plus folle qu'il n'y paraît, tout cela va dans le sens d'une dimension *borderline* constitutive du mouvement de l'analyse, et pas seulement d'une pratique réservée aux états limites. Le risque principal pour l'analyste ce n'est pas de devenir fou, c'est de ne pas l'être assez.

Réponse à Jacques André

MICHEL DE M'UZAN

Avec « Le dernier râle d'Éros », votre propos conclusif, vous avez, cher Jacques André, fait le pari audacieux de considérer déterminantes pour l'ensemble de nos écrits les réflexions que j'ai consacrées au véritable travail psychique qui, idéalement, se met en place, chez certains, au moment de mourir.

Je ne vous cacherai pas que, de prime abord, votre « pari » m'a surpris, et puis sa pertinence m'est ensuite apparue. Dans le moment en question se trouvent, en effet, comme condensées des problématiques qui affectent la vie, au long de son parcours. Cela étant, et vous le relevez vous-même, je ne me suis nullement attaché de façon privilégiée à l'étude de ces situations, sinon à l'occasion de demandes précises qui m'étaient faites. Le hasard, dirais-je, précédait l'affirmation d'une nécessité. Je me suis, aujourd'hui, déjà expliqué à cet égard. Deux précisions s'imposent encore. Dans le « travail du trépas » – le terme même de travail le fait saisir – il n'est aucunement question de soutenir une résignation altière au destin, et à plus forte raison de mettre en place une relation d'accompagnement. Sur un plan plus théorique, le trépas, et non la mort elle-même dont on ne sait à vrai dire pas grand-chose, présente de façon exemplaire, ramassée, le questionnement concernant les notions de frontières, de limites : inerte/vivant, vivant jusqu'où, mort indécise. Par là se retrouvent les oppositions dehors/dedans, Soi/non-Soi, sujet/objet, etc., qui, effectivement, ont continué de m'interpeller jusqu'à ce jour, et sans doute au-delà.

On dira, et c'est exact, que toutes les personnes, en passe d'affronter l'ultime épreuve, n'ont pas une égale faculté d'entreprendre ce « travail du trépas ». Comme j'ai eu l'occasion de le dire aujourd'hui, il en est qui *ne veulent pas mourir,* à l'opposé presque de celles qui *veulent continuer de vivre* (en fait vivre « psychiquement »), les seules à même d'entreprendre et de poursuivre le travail engagé. Je repense, par exemple, à cette femme, parfaitement informée de ce à quoi la menait une généralisation de son cancer, et qui venait me voir pour reprendre l'analyse de certains symptômes névrotiques, imparfaitement réduits lors d'une précédente cure ! Il est clair que ce travail du trépas, orienté par un étrange, paradoxal et puissant élan pulsionnel, libidinal, exige que l'analyste soit capable de ne pas se soustraire à l'interpellation plus ou moins secrète, mais parfois spectaculaire, quasi érotique, « montée » par son patient. Il y a, au fond, aux tréfonds de l'inconscient des protagonistes, des motions parmi les plus étranges, de celles qui, chez quelqu'un d'autre, mèneraient à des « agirs » auxquels les plus puissantes résistances sont opposées, avec le risque de briser en deux une relation dont l'essence des fondements fusionnels persiste. Ainsi est-on conduit, presque inéluctablement, à transformer le travail du trépas en expérience de deuil. Rares sont les survivants qui, dans la réalité de l'existence, peuvent s'opposer à cet avatar – aux deux sens du terme. M'est revenu, en cette journée, le souvenir d'une amie, écrivain, qui, à quelques semaines de sa mort, réussit à engager une relation amoureuse complète avec le chirurgien, homme de grande qualité, dont elle tenait le caractère irrémédiablement fatal de son cancer.

« Si près de la mort, si loin de la pulsion de mort », votre formule, si heureusement condensée, rend compte, comme on a pu le constater, de mon rejet de ladite notion qui, dans la gent analytique, se porte plutôt bien. Un rejet exprimé sur le plan théorique, je n'y reviens pas, car je souhaite, avec vous, me tourner vers les expériences – ce qui implique « du théorique » ! La menace foncière qui touche, peut toucher, le travail du trépas, concerne les modalités fonctionnelles du préconscient, telles celles qui s'expriment dans le rêve, la fantasmatique, la créativité artistique. Dans ce cas, quelque chose de la condamnation du corps est certes entendu par un appareil psychique dominé par *le Moi-réalité,* cependant qu'un inconscient maigrement doté n'engendre que peu de représentations et pas davantage de reprise inventive du passé. Dès lors, on ne s'étonnera pas si ce patient, au mieux de ses capacités, opte en faveur d'un deuil de lui-même – peut-être une erreur du Moi. On est quasiment à l'opposé des sujets chez lesquels la reconnaissance de la fatalité n'entrave en rien l'ignorance inconsciente de la mort, compagne d'un puissant mouvement libidinal érotique, voire pervers, et dont le travail du trépas est une des expressions. Il n'est pas indifférent qu'on retrouve ici une situation comparable à celle qui préside aux fins de cures. J'ai en effet, dans un de mes écrits, *Les yeux de Chimène,* confronté les analyses *incomplètes et achevées,* bouclées sur elles-mêmes, fermées, aux analyses *incomplètes et inachevées* qui se poursuivent, à leur manière, dans l'après-analyse, mais demeurent paradoxalement ouvertes au changement.

Le travail du trépas « pathognomonique » du cancer ? Sans doute pas, mais on y pense dans la mesure où le/les cancers sont dotés d'une période terminale étalée sur un long temps. « Mort après une longue maladie », dit-on, pour à la fois dissimuler et révéler qu'il s'agit d'un cancer. Ce qui compte, donc, c'est la confrontation prolongée avec une altération progressive de l'organisme et de ses fonctions, cependant que, parallèlement, le fonctionnement mental est préservé. Parler, à propos du cancer, d'hypocondrie, comme vous le faites, pourrait surprendre. En fait, la notation est parfaitement fondée, car l'hypocondrie est un des aspects que peut prendre l'activité psychique observée dans le travail du trépas. J'en veux pour contribution l'apparition de thèmes hypocondriaques à la sortie d'une poussée de recto-colite hémorragique, c'est-à-dire au moment où une certaine activité fantasmatique succède au régime opératoire de la pensée qui prédominait jusque-là. J'ai pu le constater. Il est donc parfaitement légitime, et je vous suis tout à fait, de dire que somatiquement malade, le corps puisse être psychosomatiquement intact. La thèse consiste bien à articuler le psychosomatique et le fonctionnement opératoire de l'esprit. Je voudrais néanmoins marquer que les deux types de personnalités qui se trouvent ainsi distingués sont loin de s'affirmer toujours dans leurs formes extrêmes. C'est pourquoi, dans la prise en charge analytique, on est à l'écoute du surgissement d'une *représentation clé* (proche d'un signifiant, je crois) pour induire un fonctionnement associatif – ce qui ne va pas sans l'affrontement de puissantes résistances, partagées par les protagonistes. Comment ici, et en cette journée une fois encore, ne pas être profondément troublé, et je le suis, quand les vues que j'expose conduisent à distinguer, presque opposer, ceux qui sont à même – allons-y – de mettre suffisamment en œuvre un « travail du trépas », et ceux qui ne le sont pas ; entre ceux qui rêvent, mais ne terminent rien, et ceux qui, au plus près, trop près, des réalités, ne risquent pas d'introduire du fantasme falsificateur dans la pensée. Comme il est malaisé de s'exposer à quelque « élitisme », dont certains pourraient, non sans pertinence, dire qu'il est difficile de le « localiser ». L'opposition est pourtant féconde, en théorie et dans les cures, et même si « les eaux peuvent parfois se mélanger ». Toujours est-il fondé de dire, cher Jacques André, et comme vous le posez non sans raison « avec conviction », que, pour moi, la dimension psychosomatique tient une *place paradigmatique*. Pour n'en rappeler *qu'un de ses fondements,* la distinction posée dès les premiers écrits analytiques entre les psychonévroses et les névroses actuelles dont le statut économique concerne une énergie pure, sans qualité.

Je trouve significatif encore que dans votre développement vous reveniez sur la question de la pulsion de mort. Significatif également que cette problématique occupe, en ce jour, une si grande place. Acceptons-le. Pour commencer, et cela va de soi, je ne puis éviter (« Ça insiste ») de rappeler que dans le premier paragraphe du chapitre VI, de *Au-delà du principe de plaisir,* Freud, en un trait de génie, range d'abord la mort dans l'autoconservation. J'aurais préféré *En deçà du principe de plaisir.* Cela étant, dans un souci de clarté, il est indispensable de bien distinguer répétition, répétition à l'identique, destructivité, principe d'inertie, et de réserver à la notion de pulsion une place précise dénuée d'ambiguïté on l'a vu. *Compulsion de répétition,* assurément phénomène clinique au cœur de la notion, répétition *à l'identique* (mais il en est d'autres). À ce propos, et puisque vous évoquez Schopenhauer, je me permets de citer Bergson : « Là où il y a répétition, similitude parfaite, nous soupçonnons du mécanisme fonctionnant derrière le vivant. » Pour moi, il faut entendre le vivant « complet », psychosexuel.

Avec la compulsion de répétition, assurément, le phénomène clinique au cœur de la notion, on a affaire avec la conséquence d'une modalité de fonctionnement propre à une énergie sans qualité, au service du fonctionnement de l'organisme, non pulsionnelle, et soumise potentiellement à un *principe d'inertie,* si fait défaut la *séduction maternelle,* génératrice de l'émergence des zones érogènes. Quant à la destructivité, la notion doit être démembrée. Elle ne peut être assimilée à une pulsion proprement dite, au sens métapsychologique. C'est un *instrument* au service de l'autoconservation ou de la conquête d'un objet et alors « bras séculier de la libido ».

J'ai fait état, quant à ce qui s'oppose à un engagement suffisant du travail du trépas, de la personnalité du patient. Vous en venez à ce qui a trait à la structure psychique de l'analyste. Pour certains, c'est effectivement crucial. Fut un temps, on s'en souvient, où d'un candidat à la formation analytique on attendait qu'il présente un certain équilibre psychique. Puis est venu le moment où il était de bon ton que le candidat fasse état de quelques angoisses, voire d'une homosexualité latente. Les temps ont changé. On est prêt à reconnaître que seule une disposition structurelle à un fonctionnement psychotique (ce n'est pas la psychose, répétons-le) permettra au futur analyste d'entendre et de faire front à ce qui se développe lors du travail du trépas – c'est le sujet –, mais aussi, et surtout, pour conduire une authentique cure analytique avec ces si nombreux patients étiquetés *états limites, borderline,* souvent mieux engagés dans le travail que le névrotique, dont les « truquages » auraient gêné Ferenczi. C'est le lieu, et j'en terminerai ainsi, en me répétant, tant cela pèse dans l'urgence, d'ouvrir à la psychanalyse ce champ immense où la notion de frontière n'a pas droit de cité.

Les auteurs

Jacques André est psychanalyste, membre de l'Association psychanalytique de France (APF), professeur de psychopathologie à l'Université de Paris VII, directeur du Centre d'études en psychopathologie et psychanalyse (CEPP). Il est notamment l'auteur de *Aux origines de la sexualité féminine* (PUF, « Quadrige », 2004), *L'imprévu en séance* (Gallimard, « Tracés », 2004) et de *Folies minuscules* (Gallimard, « Tracés », 2008).

Maurizio Balsamo, membre adhérent de la Société psychanalytique italienne et *full member* de l'API. Maître de conférences à l'Université de Paris VII, secrétaire scientifique de l'Association internationale d'histoire de la psychanalyse, rédacteur en chef de *Psiche.* A publié notamment *Freud et le destin,* PUF, 2000, et il prépare un livre sur le généalogique.

Françoise Coblence est membre de la Société psychanalytique de Paris, professeur à l'Université de Picardie Jules-Verne. Elle est notamment l'auteur de *Sigmund Freud, 1886-1897* (PUF, 2000) et *Les attraits du visible* (PUF, « Petite bibliothèque de psychanalyse », 2005).

Laurence Kahn a travaillé comme anthropologue de la Grèce archaïque auprès de Jean-Pierre Vernant, avant de devenir psychanalyste. Membre de l'Association psychanalytique de France, elle a publié dernièrement *Cures d'enfance* (Gallimard, 2004), *Fiction et vérité freudiennes* (Balland, 2004) et *Faire parler le destin* (Klincksieck, 2005).

Michel de M'Uzan est membre titulaire de la Société psychanalytique de Paris. Ancien directeur de l'Institut de psychanalyse. Membre fondateur de l'Institut de psychosomatique (IPSO). Codirecteur de la collection psychanalytique « Le Fil rouge », PUF. Œuvres psychanalytiques : *De l'art à la mort,* Gallimard, 1977 ; *La bouche de l'inconscient,* Gallimard, 1994 ; *Aux confins de l'identité,* Gallimard, 2005. Œuvres littéraires : *Les Chiens des rois,* Gallimard ; *Le Rire et la poussière,* Gallimard ; *Celui-là,* Grasset.

Jacques Press est psychanalyste, membre formateur de la Société suisse de psychanalyse, il travaille à Genève. Il est aussi psychosomaticien, membre de l'IPSO et président de l'Association genevoise de psychosomatique (AGEPSO). Il est notamment l'auteur de *La perle et le grain de sable, traumatisme et fonctionnement mental* (Delachaux & Niestlé, 1999). Il a reçu en 1997 le prix Pierre Marty de psychosomatique et le prix scientifique de la Société suisse de psychanalyse.

Dominique Scarfone est professeur titulaire à l'Université de Montréal ; psychanalyste, membre de la Société et de l'Institut psychanalytiques de Montréal. Auteur de *Jean Laplanche* (PUF, 1997), *Oublier Freud ? Mémoire pour la psychanalyse* (Boréal, 1999), *Les pulsions* (PUF, 2004).

PETITE BIBLIOTHÈQUE
DE PSYCHANALYSE

Titres parus

Les états limites (3e éd.)
Jacques André, Catherine Chabert, Jean-Luc Donnet, Pierre Fédida, André Green, Daniel Widlöcher

De la passion (épuisé)
Jacques André, Paul-Laurent Assoun, Jean Cournut, François Gantheret, Julia Kristeva, Joyce McDougall

De la trahison
Athanassios Alexandridis, Bernard de La Gorce, Fabio Herrmann, Dominique Scarfone, Mareike Wolf, Enrico Pozzi

La résistance de l'humain (2e éd.)
Maurice Borgel, Géraldine Cerf de Dudzeele, Daniel Hurvy, Marie-Françoise Laval-Hygonenq, Hélène Vexliard, Nathalie Zaltzman

La féminité autrement (2e éd.)
Jacques André, Maurizio Balsamo, Renata Cromberg, Hélène David, Lucile Durrmeyer, Hélène Parat

États de détresse (2e éd.)
Jacques André, Monique Bydlowski, Bernard Brusset,
Drina Candilis-Huisman, Catherine Chabert,
Pierre Sullivan

L'avenir d'une désillusion
André Green, Otto Kernberg *et al.*

L'énigme du masochisme (2e éd.)
Marilia Aisenstein, Jacques André,
Maurice Dayan, Michel de M'Uzan,
Philippe Jeammet, Marie-Claude Lambotte,
Jean Laplanche

Par où commence le corps humain ?
Retour sur la régression (2e éd.)
Pierre Fédida

Sexualité infantile et attachement
Daniel Widlöcher et Jean Laplanche, Peter Fonagy,
Eduardo Columbo, Dominique Scarfone,
Pierre Fédida, Jacques André, Claire Squires

Incestes (2e éd.)
Jacques André, Annie Birraux,
Monique Bydlowski, Monique Cournut-Janin,
André Green, Françoise Héritier, Nathalie Zaltzman

Anorexie, addictions et fragilités narcissiques (2e éd.)
Joyce McDougall, Vladimir Marinov,
Françoise Brelet-Foulard,
Jacqueline Lanouzière *et al.*

Transfert et états limites (2e éd.)
Jacques André, Corinne Ehrenberg,
Pierre Fédida, Michael Parsons,
René Roussillon, Caroline Thompson,
Margaret Little

La vie sensorielle. La clinique à l'épreuve des sens
sous la dir. de Jacques André, Marianne Baudin

Le temps du désespoir
Jacques André, Bernard Brusset,
Catherine Chabert, Monique David-Ménard,
Corinne Enaudeau, Bernard Golse,
René Roussillon

Fatalités du féminin
sous la dir. de Jacques André et Anne Juranville

Féminin mélancolique
Catherine Chabert

Les dépressions de la vie
Catherine Cyssau

Mères et filles. La menace de l'identique
sous la dir. de Jacques André

L'oubli du père
sous la dir. de Jacques André et Catherine Chabert

Dialogue sur la nature du transfert
Michel Gribinski, Josef Ludin

Les attraits du visible
Françoise Coblence

Sein de femme, sein de mère
Hélène Parat

La folie maternelle ordinaire
Jacques André, Hélène David,
Sylvie Dreyfus Asséo, Dominique Guyomard,
Caroline Thompson, Mi-Kyung Yi

La psychanalyse à l'épreuve du malentendu
sous la dir. de Jacques André et Isabelle Lasvergnas

Les sexes indifférents
sous la dir. de Jacques André

La nature humaine à l'épreuve de Winnicott
sous la dir. de Catherine Cyssau et François Villa

Humain/déshumain
Pierre Fédida *et al.*

Passé présent
J.-B. Pontalis *et al.*

La sexualité infantile de la psychanalyse
sous la dir. de Jacques André
et Sylvie Dreyfus Asséo

Achevé d'imprimer
sur les presses numériques de Dupli-Print (95)

Imprimé en France